改訂2版

患者指導にすぐ使える

透析患者の

検査値

ポケットブック

大分大学医学部附属

友雅司

Tomo Tadashi

MC メディカ出版

はじめに

　現在、透析患者さんの診療におきましては、多くの診療ガイドラインが作成されています。わが国でも、一般社団法人 日本透析医学会を中心に、多くの「診療ガイドライン」「診療ガイド」「提言」「基準」が作成されています。

　これらの「診療ガイドライン」「診療ガイド」「提言」「基準」では、適正透析、循環器関連合併症、貧血、骨・ミネラル代謝異常などに関する管理基準値・目標値が設定されています。また、臨床検査の項目においては、透析患者さんのみに適応される基準値も少なくありません。透析医療にかかわるスタッフ（医師、看護師、臨床工学技士、管理栄養士など）が、この管理基準値・目標値を共有しておくことはきわめて重要です。この共有により透析医療スタッフ間での円滑な連携・協力が可能となります。また、この円滑な連携・協力により、透析患者さんの愁訴軽減、合併症予防、生命予後改善が可能となると思われます。

　本書は、透析診療に重要な項目の標準値（基準値、管理目標値）をポケット版としてコンパクトにまとめ、透析患者さんの日常診療に活用できるよう企画・作成しました。本書が、皆様の日々の診療に役立ち、透析患者さんの愁訴軽減、合併症予防、生命予後改善に少しでも役立てばと思います。

　2020 年 5 月

友 雅司

患者指導にすぐ使える
改訂2版
透析患者の**検査値** ポケットブック

Contents

編集・執筆者一覧

編集

友雅司 とも・ただし 大分大学医学部附属臨床医工学センター診療教授

執筆者 (50音順)

阿部雅紀 あべ・まさのり 日本大学医学部腎臓高血圧内分泌内科主任教授 ⑳・㉑

伊東稔 いとう・みのる 清永会矢吹病院副院長 ④

宇田川翔平 うだがわ・しょうへい 東邦大学医療センター大橋病院腎臓内科 ㉞

浦辺俊一郎 うらべ・しゅんいちろう 倉田会えいじんクリニック臨床工学部 ⑱・⑲

浦松正 うらまつ・ただし 長崎大学病院腎臓内科講師 ⑬・⑭

岡田良美 おかだ・よしみ 埼玉医科大学総合医療センター腎・高血圧内科助教 ㉚

小川智也 おがわ・ともなり 埼玉医科大学総合医療センター腎・高血圧内科准教授／血液浄化センター長 ㉚

加藤基子 かとう・もとこ 倉田会えいじんクリニック臨床工学部 ⑱・⑲

菊地勘 きくち・かん 豊済会下落合クリニック理事長／院長 ㉛・㉜

久野勉 くの・つとむ 池袋久野クリニック院長 ⑩

倉賀野隆裕 くらがの・たかひろ 兵庫医科大学病院腎・透析内科教授 ⑯・⑰

小岩文彦 こいわ・ふみひこ 昭和大学藤が丘病院腎臓内科教授 ⑧・⑮

常喜信彦 じょうき・のぶひこ 東邦大学医療センター大橋病院腎臓内科教授 ㉒・㉓・㉞

菅沼信也　すがぬま・しんや　菅沼会腎内科クリニック世田谷理事長／院長 ❶

谷口正智　たにぐち・まさとも　福岡腎臓内科クリニック副院長 ❾・㉕

土田健司　つちだ・けんじ　土田透析アクセスクリニック院長 ❷・㉘

鶴田悠木　つるた・ゆうき　敬天会鶴田板橋クリニック理事長／院長 ㉜

鶴屋和彦　つるや・かずひこ　奈良県立医科大学腎臓内科学教授 ㉔

土井盛博　どい・しげひろ　広島大学病院透析内科診療准教授 ❻・❼

友雅司　とも・ただし　大分大学医学部附属臨床医工学センター診療教授 ㉝

鳥越健太　とりごえ・けんた　長崎大学病院腎臓内科助教 ⓭・⓮

西野友哉　にしの・ともや　長崎大学病院腎臓内科教授 ⓭・⓮

花房規男　はなふさ・のりお　東京女子医科大学血液浄化療法科准教授 ⓫・⓬

原田美菜子　はらだ・みなこ　日産厚生会玉川病院透析センター ㉒・㉓

兵藤透　ひょうどう・とうる　倉田会／北里大学泌尿器科／Sen Sok International University 医学部付属病院血液浄化センター（カンボジア王国） ⓲・⓳

藤森明　ふじもり・あきら　甲南会甲南医療センター腎臓内科／副院長 ㉖・㉗

松山和弘　まつやま・かずひろ　誠医会松山医院大分腎臓内科理事長／院長 ❺

森石みさき　もりいし・みさき　あかね会中島土谷クリニック院長 ❸・㉙

① ヘモグロビン（Hb）／ヘマトクリット（Ht）

菅沼会腎内科クリニック世田谷理事長／院長　菅沼信也 すがぬま・しんや

◢ 標準値

健常者

●男性	Hb（g/dL）	貧血診断基準 Hb（g/dL）
20〜59 歳	15.3 ± 0.9	< 13.5
60〜69 歳	13.8 ± 0.9	< 12.0
70〜79 歳	13.5 ± 1.2	< 11.0
●女性	Hb（g/dL）	貧血診断基準 Hb（g/dL）
20〜59 歳	13.3 ± 0.9	< 11.5
60〜69 歳	12.5 ± 1.0	< 10.5
70〜79 歳	12.2 ± 0.9	< 10.5

血液透析患者

● Hb　10g/dL 以上 12g/dL 未満[1]

腹膜透析（PD）患者および保存期慢性腎臓病（CKD）患者

● Hb　11g/dL 以上 13g/dL 未満[2]

[1] 採血は週はじめ、臥位で施行する。週中日、坐位で採血すると Hb 値は 0.7 〜 0.8g/dL 程度高くなる。

[2] 透析後の血液の濃縮を生じることはないので、血液透析患者に比べてより高い目標値が設定されている。ただし、重篤な心血管系疾患のある患者は 12g/dL を超えるのは好ましくないとされる。

　腎性貧血とは、「腎臓においてヘモグロビン（hemoglobin；Hb）の低下に見合った十分量のエリスロポエチン（erythropoietin；EPO）が産生されないことによってひき起こ

される貧血であり、貧血の主因が腎障害（慢性腎臓病、chronic kidney disease：CKD）以外に求められないもの」と定義されている。2016年2月『2015年版日本透析医学会 慢性腎臓病患者における腎性貧血治療のガイドライン』[1]（2015ガイドライン）が公開された。2008年版[2]（2008ガイドライン）ではヘマトクリット（hematocrit；Ht）値も目標値として並列表記されていたが、『2015ガイドライン』ではすべてHbによる目標値である。『2015ガイドライン』では貧血の診断基準値としてはHbを用いるべきとされている。Ht値は計算によって求められることが多く、元データとなる平均赤血球容積（mean corpuscular volume；MCV）は、採血後の時間経過とともにさまざまな影響によって変化することがあり、Ht値もそれに従って変動するため、貧血の診断はHb値を用いることがすすめられている。

血液透析患者に対する目標Hbの上限は『2008ガイドライン』では推奨11g/dL（ただし、活動性の高い比較的若年者および減量・休薬基準にて12g/dL）だったが、『2015ガイドライン』にて推奨12g/dLに引き上げられた。Inabaら[3]の報告にて、Ht値を4群（27%未満、27〜30%、30〜33%、33%以上）に分けて3年経過観察し、とくに非糖尿病例でHt値が上昇するほど生存率良好が示されている。JET studyにおいてもHb値10〜11g/dLと比較して、11〜12g/dL、12g/dL超には有意差はなかったが、11〜12g/dLが最良で、12g/dL以上の群でやや死亡リスクが増加したことが示されており[4]、減量・休薬基準はこれまでと同様12g/dLを超える場合とされた。生命予後・心血管予後の観点から12g/dLを超えるHb値を推奨するにはエビデンスが乏しいことなどからHbの上限値

として 12g/dL が設定され、観察研究の結果や管理のしやすさも考慮し、『2015 ガイドライン』では目標 Hb 値の幅は 2g/dL の広い範囲に設定された。複数回の検査で Hb 値 10g/dL 未満となった時点で腎性貧血治療開始が推奨されている。

腎移植後を含む保存期 CKD 患者の場合、維持すべき目標 Hb 値は 11g/dL 以上 13g/dL 未満とし、複数回の検査で Hb 値 11g/dL 未満となった時点で腎性貧血治療を開始することが提案されている（ただし、重篤な心・血管系疾患（cardiovascular disease；CVD）の既往や合併のある患者、あるいは医学的に必要のある患者は Hb 値 12g/dL を超える場合に減量・休薬を考慮）。

腹膜透析（PD）患者の場合も保存期 CKD 患者に準じて考えることが望ましいとされている。

いずれの CKD 患者においても、実際の診療においては個々の症例の病態に応じ、先述の数値を参考に目標 Hb 値を定め治療することが推奨されている。

🔖 異常値とその原因

近年、赤血球造血刺激因子製剤（erythropoiesis stimulating agent；ESA）低反応性患者の予後不良が問題となっている。

『2008 ガイドライン』では、血液透析患者は遺伝子組換えヒトエリスロポエチン製剤（recombinant human erythropoietin；rHuEPO）9,000 単位 / 週あるいはダルベポエチンアルファ（darbepoetin alpha；DA）60μg/ 週静注しても目標値まで到達しない場合を ESA 療法低反応性としている。また、腹膜透析患者では rHuEPO 6,000 単位 / 週皮下注、あるいは DA 60 μg/ 週静注しても目標値に到達しない場合を、保存期 CKD 患

者ではrHuEPO 6,000単位／週皮下注しても目標値に到達しない場合をESA療法低反応性としている。2012年に発表されたKDIGOガイドラインではESA低反応性を、一定量（体重あたりの量）のESAを投与しても1ヵ月後にHb値が上昇しない場合と定義している[5]。

ESA投与量と予後に関するメタ解析にて3ヵ月間の週あたり1万単位を超えるrHuEPO投与量は全死亡に対する独立した予測因子であること[6]、わが国でもとくにHb 10g/dL未満の患者群でrHuEPO 6,000単位／週以上で生命予後不良[7]が報告され、ESA開始後反応性不良が考えられた場合や、ESA維持投与期にESA反応性が低下した場合、速やかに消化管出血、鉄欠乏や透析不足などの因子（表）[1]を確認し、原因を検索する。わが国では鉄過剰に対する懸念のあまり、反対に鉄欠乏となっている患者が少なくない。また、亜鉛欠乏は貧血の原因となる一方、亜鉛投薬に伴う銅欠乏も貧血の要因となるため注意する。

Hbが標準を上回る場合、二次性多血症をもたらす低酸素血症を伴う呼吸器疾患、肺がんや腎がんによるEPO産生腫瘍などに留意する。

検査値からわかることと治療方針

Hbが標準値を下回る場合、腎性貧血以外に鉄欠乏貧血の頻度が高いとされている（図）[1]。鉄過不足の指標としては血清フェリチン値とトランスフェリン飽和度（鉄飽和率［血清鉄／総鉄結合能］：TSAT）を用いることが推奨されており、血清フェリチン値50ng/mL未満の場合は、ESAに先行した鉄補充開始が提案されている。腎性貧血が疑われる場合、ESA投与を考慮

表 ● ESA 低反応性の原因と考えられる因子 （文献 1 を参照して作成）

①出血・失血
・消化管出血、月経などの出血
・血液浄化器（ダイアライザ、ヘモダイアフィルタ）残血
②造血障害
・感染症(バスキュラーアクセス、ペリトネアルアクセス感染を含む)、
　炎症
・自己免疫疾患
・アルミニウム中毒、鉛中毒、高度の二次性甲状腺機能亢進症（線維
　性骨炎）
・透析不足
・レニン・アンジオテンシン系（RAS）阻害薬
・悪性腫瘍
③造血に必要な要素の不足
・鉄、銅、葉酸、ビタミン C、ビタミン B_{12} 欠乏
④造血器腫瘍、血液疾患
・多発性骨髄腫、溶血、異常ヘモグロビン症
⑤脾機能亢進症
⑥抗 EPO 抗体
⑦そのほかの因子
・亜鉛、カルニチン、ビタミン E 欠乏

する。長時間作用型 ESA のエポエチンベータペゴル
（continuous erythropoietin receptor activator：CERA）の 2
週に 1 回投与の有効性も報告[8]されている。ESA 投与下では
血清フェリチン値 100ng/mL 未満かつ TSAT 20％未満の場合
に鉄補充が推奨されている。ただし、『2015 ガイドライン』で
は ESA 投与下で目標 Hb 値が維持できない場合、血清フェリチ
ン値 100ng/mL 未満または TSAT 20％未満での鉄補充が提唱
された。これは、鉄剤投与により貧血改善や ESA 投与量低減
の可能性が示唆されるからである。TSAT は、鉄欠乏に伴う

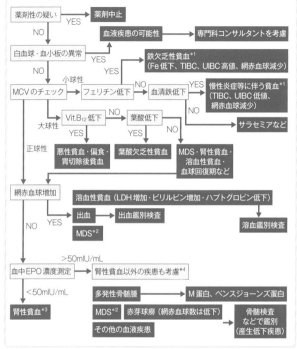

図 ● 血液疾患の鑑別 (文献1より)

* 1 CKD 患者における鉄動態評価については文献の第4章を参照。
* 2 MDS における貧血は、大球性・正球性共に認められ、網赤血球数も減少から増加までかならずしも一定しない。MDS では白血球や血小板にも異常を認めることが多いため、この点が MDS を疑う一助になる。診断には骨髄検査が必須であるため、疑った場合は専門科へのコンサルトを考慮する。
* 3 貧血にも関わらず EPO 増加が抑制されているのは、腎性貧血に合致する所見。
* 4 一定程度 EPO 増加が認められる症例では、腎性貧血以外の貧血疾患の関与も念頭におく（ただし腎性貧血を否定するものではない）。

ESA 低反応性の指標として、血清フェリチン値よりも優れた指標と考えられる[9]。鉄欠乏と脳梗塞が有意に関連するとの報告[10]や、日本人透析患者における前向き観察研究で TSAT 20％以下でもっとも死亡リスクが高いことが報告されており[11]、TSAT を 20％以上に保つことが重要と考えられる。ただし、TSAT がとくに低値を示す患者で炎症や栄養状態などの鉄欠乏以外の影響を受けやすいため注意を要する[12]。

　一方、鉄は過剰に存在すると毒性を呈するため、生体内で厳重に制御されて、消化管からは必要以上の鉄が吸収されない機構がある。しかし、CKD 患者は静注鉄剤の投与や輸血を受ける頻度が高く、いったん経静脈的に投与された鉄は排泄経路がないため鉄過剰症となる危険がある。静注鉄剤投与量が半年で 840mg 以上と多いと生命予後不良[13]、鉄非投与や維持的な鉄の静注投与に比べ、静注鉄剤の毎回投与や一度に大量投与すると感染症関連の入院が増え、静注鉄剤投与量月 200mg 以上と多いと死亡リスクも増加[14]、静注鉄剤週 50mg 以上の患者群は鉄剤非投与群より有意に心・脳血管系合併症や感染症リスクが上昇した[15]。一方、メタ解析にて経口鉄剤のほうが静注鉄剤より感染症リスクが低く[16]、保存期 CKD にて経口鉄剤のほうが静注鉄剤より心血管イベントリスクも低いと報告された[17]。鉄の安全な補充には経口投与を優先し、経口投与が選択し難い場合に限り静注鉄剤を用いるべきであろう。

　『2015 ガイドライン』では、「血清フェリチン値が 300ng/mL 以上となる鉄補充療法は推奨しない」とし、「鉄過剰症の診断基準となる血清フェリチン値は確立しておらず、さらに CKD 患者の生命予後や QOL に与える影響については不明であり、今後の研究を待つところが多い」とされている。その後の日本透

析医学会統計調査レジストリデータを用いた研究で、血清フェリチン値 21ng/mL 未満を対照としたハザード比（HR）は、総死亡、心血管死では血清フェリチン値 496ng/mL を越える場合のみ有意、感染症関連死ではすべての患者で有意ではなかった[18]。また、J-DOPPS 研究では、血清フェリチン値の中央値（83ng/mL）を対照とすると、83 〜 290ng/mL 程度で総死亡の HR が 1 を下回り、また 400ng/mL でも有意ではなかった[19]。これら最近の研究や TSAT の有用性[9]を考慮し、鉄補充を適切に行うことが望まれる。

ESA 低反応例は表にあげた原因を検討し、低栄養や透析不足が考えられる場合は、食事や透析量増加など具体的な治療方針を実行する。重症例は必要最小限の輸血を考慮する。

Hb が標準を上回る場合、ESA や鉄剤の減量・休薬が推奨され、血圧上昇や心・血管系疾患をはじめとする血栓塞栓症の合併[20]などに注意する。降圧薬（ACE 阻害薬）投与を考慮し、二次性多血症に対しては原疾患に対する治療を行う。

Tomosugi らは、Hb が赤血球数（red blood cell：RBC）と平均赤血球ヘモグロビン量（mean corpuscular hemoglobin：MCH）の積（Hb ＝ RBC × MCH）で表されることに注目し、それぞれ、RBC を ESA で、MCH を鉄剤で調節して、目標 Hb 値を達成、維持することを提案した[21]。RBC を 300 〜 350 万 /μL、MCH を 30pg 以上にすれば Hb が 12g/dL を超えることはなく、ESA 投与量を適切に削減でき、また鉄欠乏のリスクを回避できることが期待される。

患者指導のポイント

❶食事指導

　Hb上昇により心負荷が軽減されても、ドライウエイトの7%を超えるような過剰な透析間体重増加は心負荷や血圧上昇をまねきかねないため、塩分の制限は必要となる。一方、貧血改善には、十分なたんぱく質（とくに赤身の肉は貧血改善効果が報告されているカルニチンが豊富に含まれている）、ビタミンなどの栄養素およびエネルギー摂取をすすめ、鉄欠乏患者に対しては鉄分の多い食事も推奨する。

❷運動

　運動により栄養状態や貧血改善も期待できる。

❸十分な透析量の確保

　貧血是正および透析量増加に伴う生命予後改善[22]や長時間透析により貧血改善およびESA減量[23]が報告されており、食事制限緩和が可能な十分な透析量の確保をすすめる。高リン血症および代謝性アシドーシスが高度であるほどESA使用量が多いとの報告[24]もあり、クエン酸含有リン吸着薬[25]とともに透析量増加は貧血の一因とされている二次性副甲状腺機能亢進症を助長する高リン血症や代謝性アシドーシス対策にもなる。

❹薬剤コンプライアンス

　葉酸、亜鉛含有薬やカルニチン製剤や鉄含有リン吸着薬も発売されており、これら貧血改善が期待できる薬剤のコンプライアンス確認も望まれる。

📎引用・参考文献

1) 日本透析医学会. 慢性腎臓病患者における腎性貧血治療のガイドライン. 2015年版. 日本透析医学会雑誌. 49 (2), 2016, 89-158.
2) 日本透析医学会. 慢性腎臓病患者における腎性貧血治療のガイドライン. 2008年版. 日本透析医学会雑誌. 41 (10), 2008, 661-716.

3) Inaba, M. et al. Disappearance of association in diabetic patients on hemodialysis between anemia and mortality risk : the Japan dialysis outcomes and practice pattern study. Nephron Clin. Pract. 120 (2), 2012, c91-c100.

4) Akizawa, T. et al. Low hemoglobin levels and hypo-responsiveness to erythropoiesis-stimulating agent associated with poor survival in incident Japanese hemodialysis patients. Ther. Apher. Dial. 18 (5), 2014, 404-13.

5) Kidney Disease. Improving Global Outcomes (KDIGO) Anemia Work Group. KDIGO clinical practice guideline for anemia in chronic kidney disease. Kidney Int. Suppl 2. 2012, 279-S335.

6) Koulouridis, I. et al. Dose of erythropoiesis-stimulating agents and adverse outcomes in CKD : a metaregression analysis. Am. J. Kidney Dis. 61 (1), 2013, 44-56.

7) Fukuma, S. et al. Erythropoiesis-stimulating agent responsiveness and mortality in hemodialysis patients : Results from a cohort study from the registry in Japan. Am. J. Kidney Dis. 59 (1), 2012, 108-16.

8) 菅沼信也ほか. エポエチンベータペゴルの有効性に関する検討：血液透析患者におけるエポエチンベータペゴルの投与間隔の工夫. 医薬ジャーナル. 48 (11), 2012, 152-8.

9) Hamano, T. et al. Thresholds of iron markers for iron deficiency erythropoiesis-finding of the Japanese nationwide dialysis registry. Kidney Int. Suppl. 5 (1), 2015, 23-32.

10) Chang, YL. et al. Association between ischemic stroke and iron-deficiency anemia : a population-based study. PLoS One. 8 (12), 2013, e82952.

11) Sato, M. et al. Impact of transferrin saturation on all-cause mortality in patients on maintenance hemodialysis. Blood Purif. 48 (2), 2019, 158-66.

12) Ferrucci, L. et al. Proinflammatory state, hepcidin, and anemia in older persons. Blood. 115 (18), 2010, 3810-6.

13) Kuo, KL. et al. Intravenous ferric chloride hexahydrate supplementation induced endothelial dysfunction and increased cardiovascular risk among hemodialysis patients. PLoS One. 7 (12), 2012, e50295.

14) Brookhart, MA. et al. Infection risk with bolus versus maintenance iron supplementation in hemodialysis patients. J. Am. Soc. Nephrol. 24 (7), 2013, 1151-8.

15) Kuragano, T. et al. Association between hemoglobin variability, serum ferritin levels, and adverse events/mortality in maintenance hemodialysis patients. Kidney Int. 86 (4), 2014, 845-54.

16) Litton, E. et al. Safety and efficacy of intravenous iron therapy in reducing requirement for allogeneic blood transfusion : systematic review and meta-analysis of randomised clinical trials. BMJ. 15, 347, 2013, f4822. doi : 10.1136/bmj. f4822.

17）Agarwal, R. et al. A randomized trial of intravenous and oral iron in chronic kidney disease. Kidney Int. 88（4), 2015, 905-14.

18）Maruyama, Y. et al. The different association between serum ferritin and mortality in hemodialysis and peritoneal dialysis patients using Japanese nationwide dialysis registry. PLOS One. 10（11), 2015, e0143430.

19）Karaboyas, A. et al. Association between serum ferritin and mortality: findings from the USA, Japan and European dialysis outcomes and practice patterns study. Nephrol. Dial. Transplant. 33（12), 2018, 2234-44.

20）Palmer, SC. et al. Meta-analysis : erythropoiesis-stimulating agents in patients with chronic kidney disease. Ann. Intern. Med. 153（1), 2010, 23-33.

21）Tomosugi, N. et al. Tips for erythoropoiesis-stimulating agent treatment of renal anemia. Clin. Exp. Neprol. 24（1), 2020, 105-6.

22）Wolfe, RA. et al. Improvements in dialysis patient mortality are associated with improvements in urea reduction ratio and hematocrit, 1999 to 2002. Am. J. Kidney Dis. 45（1), 2005, 127-35.

23）Ok, E. et al. Long Dialysis Study Group : Comparison of 4-and 8-h dialysis sessions in thrice-weekly in-centre haemodialysis : a prospective, case-controlled study. Nephrol. Dial. Transplant. 26（4), 2011, 1287-96.

24）Diskin, CJ. et al. Can acidosis and hyperphosphataemia result in increased erythropoietin dosing in haemodialysis patients ? Nephrology（Carlton). 11（5), 2006, 394-9.

25）菅沼信也ほか. クエン酸第二鉄の血液透析患者における有用性. 日本透析医学会雑誌. 51（10), 2018, 607-15.

土田透析アクセスクリニック院長 **土田健司** つちだ・けんじ

標準値

	健常者	透析患者
●末梢白血球数	3,000～8,000/μL	3,000～8,000/μL
白血球分画　好中球	40～75%	40～75%
好酸球	1～5%	1～5%
好塩基球	0～2%	0～2%
単球	2～8%	2～8%
リンパ球	10～50%	10～50%

健常者
● CRP　0.1mg/dL以下
●高感度CRP　0.01mg/dL以下

透析患者
● CRP　0.1mg/dL以下
●高感度CRP　0.01mg/dL以下

　C反応性蛋白（C-reactive protein：CRP）と高感度CRP
は同じ蛋白質を測定している。これまで通常のCRP測定では、
0.1mg/dL以下の量は検出できず、0.1mg/dL以下が正常範囲
であった。しかし、高感度CRPはこれまで検出できなかった
微量なCRPを測定することができ、通常の「CRP」と区別し
て「高感度CRP」と呼ばれており、その微量なCRPの病的意
義も唱えられるようになってきている。

表 1 ● 白血球数が異常値を呈するおもな原因

①増加を生じる病態
・好中球増加
　感染症、組織壊死、悪性腫瘍、血液疾患
・好酸球増加
　薬物蓄積、アレルギー疾患、寄生虫
・リンパ球増加
　伝染性単核球症、血液疾患

②減少を生じる病態
・重症感染症
・肝硬変
・脾機能亢進症
・血液疾患
・そのほか

表 2 ● CRP 値が上昇するおもな原因

感染症
悪性腫瘍
組織壊死
膠原病
そのほか

🖉 異常値とその原因

　白血球（white blood cell：WBC）は骨髄で、CRP は肝臓でつくられる。CRP は代表的な急性相反応物質の一つである。両者とも炎症や組織傷害により産生される種々の因子によって調節されている。透析患者の白血球や CRP が異常高値を示す多くの場合は、まず感染症の存在を疑うべきである。そのほか、表 1 に白血球数の異常を呈するおもな原因を、表 2 に CRP 値が上昇するおもな原因を示した。

🔵 検査値からわかることと治療方針

　白血球数、CRP は、それ自体は特定の疾患を診断できるものではなく、スクリーニングや疾患の活動度および重症度の評価、経過観察を目的として検査が実施される。病態の診断においては、表 1、2 をつき合わせ、臨床症状やほかの検査を組み合わせて行うことになる。白血球と CRP はそれぞれ 2 ～ 3 時間、5 ～ 6 時間でダイナミックに変動する特徴があるため、心筋梗塞などの急性疾患の際には、臨床症状とともに経時的に評価を行うと、病勢の分析に役立つ。

　また、透析患者は液性免疫、細胞性免疫の低下が指摘されている。とくに細胞性免疫は長期透析患者でいっそう低下する傾向が指摘されており、感染症、悪性腫瘍の発生をつねに念頭において病態分析を行うことが重要となる。症状が軽微でありながら、白血球や CRP の異常値が持続する場合は、結核などの慢性の感染症や悪性腫瘍を念頭におく必要がある。

　透析関連合併症としては、血液透析および血液透析濾過ではバスキュラーアクセス感染、腹膜透析の既往などでは被嚢性腹膜硬化症（encapsulating peritoneal sclerosis：EPS）の有無も検討項目となる。好酸球の増加は、薬剤の蓄積による副反応のアレルギーとの関連を考えてみることが大切となる。

　白血球数が逆に 1,000/μL 以下の好中球減少においては、重症の感染症の存在などその原因を究明すると同時に、手洗い、うがい、マスク着用などの感染防止対策を指導し、症状があれば入院を考える。500/μL 以下となれば、無菌室への隔離が望まれ、抗菌薬の予防投与ならびに顆粒球コロニー刺激因子（granulocyte-colony stimulating factor：G-CSF）の投与を行う。

さらに透析患者では慢性炎症が存在し、栄養不良、動脈硬化とともに、MIA 症候群（malnutrition, inflammation and atherosclerosis syndorome）の概念が提唱されており[1]、高感度 CRP のモニタリングの重要性についても議論されつつあるが[2]、ごくごく軽度の CRP 上昇と各種病態との関連については明らかになっていない部分も多い。

患者指導のポイント

　感染症、関節リウマチなどの炎症性疾患の活動性を評価するのに、白血球ないし CRP は有用であり、病態や薬物投与などの治療計画の説明に役立つ。一方、症状が乏しく元気であっても、これらの異常値が遷延している場合は、表 1、2 に示したような種々の原因が存在する可能性もあることを考え、精査の必要性を指導すべきである。なお、個々の疾患については成書を参考のこと。

● 引用・参考文献

1) Stenvinkel, P. Inflammatory and atherosclerotic interactions in the depleted uremic patient. Blood Purif. 19（1）, 2001, 53-61.
2) Panichi, V. et al. Chronic inflammation and mortality in haemodialysis : effect of different renal replacement therapies. Results from the RISCAVID study. Nephrol. Dial. Transplant. 23（7）, 2008, 2337-43.

血小板数（PLT）

あかね会中島土谷クリニック院長 **森石みさき** もりいし・みさき

標準値

健常者
- ●血小板数　15 ～ 35 万 /mm^3

透析患者
- ●血小板数　15 ～ 35 万 /mm^3

慢性腎不全患者では血小板（platelet；PLT）の粘着能の低下、凝集能の低下、第Ⅲ因子活性低下などの機能異常がみられ、出血傾向の原因となるが、血小板数は健常人とほぼ同等である。この血小板の機能異常は、透析治療によって改善することが報告されており、血小板機能低下と透析で除去可能な尿毒素との関連性[1] が示唆されている。

異常値とその原因

血液透析に関連して発症する血小板減少（透析膜、ヘパリンの影響）を除き、血小板数の異常の原因は健常者と同じである。表 1 にその原因を示す。

●ヘパリン起因性血小板減少症（HIT）

ヘパリン起因性血小板減少症（heparin-induced thrombocytopenia；HIT）は、血液透析で投与されたヘパリンが血小板を活性化し、血小板減少、透析回路凝血、全身性の血栓、塞栓性疾患をひき起こす疾患である。ヘパリン投与中あ

表 1 ● 血小板数異常の原因

1. 血小板数異常を示す疾患
   ①血小板減少性疾患
   ・血小板産生低下：再生不良性貧血、急性白血病、がんの骨髄転移、薬剤性骨髄抑制、放射線療法、悪性貧血、発作性夜間血色素尿症、遺伝性血小板減少症、周期性血小板減少症
   ・血小板破壊・消費亢進：特発性血小板減少性紫斑病、膠原病、リンパ増殖性疾患、薬剤、血栓性血小板減少性紫斑病、溶血性尿毒症症候群、DIC
   ・血小板分布異常：脾機能亢進症、肝硬変による脾腫
   ・血小板喪失：出血、体外循環
   ②血小板増加性疾患
   ・一次性（骨髄増殖性疾患）：本態性血小板血症、慢性骨髄性白血病、真性多血病、骨髄線維症
   ・二次性：慢性炎症性疾患、急性炎症性疾患、貧血、手術後、悪性腫瘍

2. 測定法による血小板数異常
   ①偽低値：EDTA 採血による血小板凝集、巨大血小板血症（Bernard-Soulier 症候群）
   ②偽高値：DIC 時破砕赤血球片の混入

3. 透析に関連した血小板数異常
   ① HIT
   ②透析膜による血小板減少

るいは投与後の血小板数が 30 〜 50％以上低下し、播種性血管内凝固症候群（disseminated intravascular coagulation：DIC）、薬剤、重症感染症など、ほかに血小板減少を来す原因がないことで診断され、発症率は約 5％といわれている。

　一般に 2 つの型に分類され、Ⅰ型 HIT はヘパリンの物理化学的性状により血小板凝集作用を増強することで起こる。ヘパリン投与 2 〜 3 日後に 10 〜 20％の血小板数の減少がみられ、重篤な合併症はなく、自然寛解する。Ⅱ型 HIT は免疫機序により

発症する。ヘパリンにより活性化した血小板から放出した血小板第4因子（PF4）とヘパリンの複合体に対する抗体（HIT抗体）が、PF4とヘパリンの複合体と結合して免疫複合体を形成し、血小板を活性化させて血栓が起こる[2]。ヘパリン投与5〜14日後に血小板が15万/mm^{3}以下に減少、もしくは50%減少し、血栓や塞栓を発症する。臨床的に、HITはⅡ型HITを指す。

●透析膜に関連した血小板減少

透析治療中に透析膜と血液が接触すると、補体、凝固、線溶などの液性成分や、血小板、白血球、サイトカインなどの血球成分が活性化され、さまざまな生体反応をひき起こす。透析膜に接触した血小板は活性化し、透析膜表面への粘着や凝集が起こり、血小板数は減少する。この現象は透析開始後からはじまり、15〜30分後には血小板が最大5〜15%減少するが、透析終了時には回復する[3]。

再生セルロース膜は血液との接触による液体成分、血球成分の活性化による著しい血小板減少が問題であった。現在では透析膜による反応の少ない（生体適合性がよい）合成高分子膜（ポリスルホン、ポリエーテルスルホン、ポリエステル系ポリマーアロイ、ポリアミド、ビタミンE固定化PS膜、ポリメチルメタクリレート、エチレンビニルアルコール共重合体、ポリアクリロニトリルなど）がおもに使用されている。

📝 検査値からわかることと治療方針

●血小板減少症

血小板数が15万/mm^{3}以下に減少時、血小板減少症と診断される。15〜5万/mm^{3}までの減少時には臨床症状を示さないことが多いが、5万/mm^{3}以下に低下すると、点状出血、斑

表2 ● 4T's による HIT の臨床診断（文献4より引用、一部改変）

		2点	1点	0点
Ⅰ	血小板減少	＞50%	30～50%	＜30%
Ⅱ	血小板減少の出現時期	5～10日、1日以内（30日以内のヘパリン使用歴あり）	11日以後、あるいは発症時期不明	ヘパリン投与歴がない4日以内の血小板減少
Ⅲ	血栓、ほかの症状	血栓の新生、皮膚壊死、静注後の急性全身反応、副腎出血	血栓の進行か再発あり、紅斑様の皮膚症状、血栓症の疑いが濃厚	なし
Ⅳ	血小板減少の原因	ほかの原因なし	ほかの原因の可能性もある	ほかに明らかな原因がある

HIT の可能性（点）：Ⅰ＋Ⅱ＋Ⅲ＋Ⅳ＝高：6～8、中：4～5、低：0～3

状出血、歯肉出血、過多月経がみられ、1万/mm^{3}以下になると自然出血（頭蓋内出血など）の危険性があり血小板輸血が必要となる。血小板減少症がみられたら、まず、偽性血小板減少を除外するためエチレンジアミン四酢酸（ethylenediaminetetraacetic acid：EDTA）からクエン酸かヘパリンに変えて採血し、再検査をする。次に、表1に示す血小板減少性疾患を検索する。急な血小板減少症は薬剤や感染によることが多い。

　血液透析時には、抗凝固薬のヘパリンを減量もしくは中止、あるいは低分子ヘパリン、ナファモスタットメシル酸塩に変更する必要がある。また、透析の穿刺ミスに注意し、抜針後の圧迫止血を十分行うとともに、止血確認をかならず行う。

●ヘパリン起因性血小板減少症（HIT）

　血液透析中に十分量のヘパリンを使用してもダイアライザが

凝血、あるいは透析後に血小板数の減少が認められる場合に HIT が疑われる。HIT の診断は 4T's スコアによる臨床評価（表 2）[4] と HIT 抗体の測定（化学発光免疫測定法、ラテックス凝集法が保険収載されている）を合わせて行う。HIT と診断されれば、抗凝固薬はヘパリンから抗トロンビン薬に変更する。

● **血小板増多症**

血小板増多症とは血小板数が 45 万 /mm^3 以上と定義される。多くは感染症、炎症、悪性腫瘍、出血などによる二次性であり、一過性である。血小板数が 100 万 /mm^3 を超え、持続し、血栓や塞栓を合併すれば、一次性血小板増多症（本態性血小板血症、essential thrombocythemia；ET）が疑われる。

患者指導のポイント

血小板数が 5 万 /mm^3 以下になると出血の症状が現れる。全身の点状出血、斑状出血の有無を確認すること、打撲、転倒、外傷によって多量出血する危険性があることを患者に伝える必要がある。また、透析の抜針後の止血を十分に行い、かならず止血確認をする。

🖋 引用・参考文献

1) Di Minno, G. et al. Platelet dysfunction in uremia. Multifaceted defect partially corrected by dialysis. Am. J. Med. 79 (5), 1985, 552-9.
2) Rauova, L. et al. Ultralarge complexes of PF4 and heparin are central to the pathogenesis of heparin-induced thrombocytopenia. Blood. 105 (1), 2005, 131-8.
3) 田中寛. 透析膜と血小板機能. 臨牀透析. 2 (2), 1986, 223-7.
4) Warkentin, TE. Heparin-induced thrombocytopenia；diagnosis and management. Circuration. 110 (18), 2004, e454-8.

4 総蛋白質（TP）／アルブミン（Alb）

清永会矢吹病院副院長 伊東稔 いとう・みのる

標準値

> **健常者**
> ● 血清総蛋白質　6.5 ～ 8.3g/dL
> ● 血清アルブミン　3.8 ～ 5.3g/dL
>
> **透析患者**
> ● 血清総蛋白質　6.2 ～ 8.3g/dL
> ● 血清アルブミン　3.5 ～ 5.0g/dL

　血液中の蛋白質にはその機能や分子量などから100以上の種類が存在する。おおまかにはアルブミン（albumin：Alb）とグロブリン（globulin）という2種の蛋白質に分類されるが、なかでもAlbは総蛋白質（total protein：TP）の50 ～ 70%を占める重要な構成成分である。Albは血漿浸透圧の維持や各種物質の運搬に重要な機能を果たしている[1]。本来は健常者、透析患者ともに同等の標準値を設定すべきであるが、透析患者では体液量が増加した状態で測定されることが多いため、希釈の影響を考えなければならない。そのため健常者よりやや低い値を標準値としている。

異常値とその原因

　血清TPやAlbが高値となるケースは、脱水症による血液濃縮がもっとも多い。グロブリンの増加によって血清TPが上昇

する病態として、血液疾患（骨髄腫、マクログロブリン血症など）、感染症がある。透析患者でとくに問題となるのは、血清Albが低下する病態である。その原因は以下のように分類される。

●栄養障害

透析患者では栄養障害を合併することが多い。透析患者の栄養障害はprotein-energy wasting（PEW、たんぱく質・エネルギー消耗状態）という言葉で表現される。たんぱく質とエネルギー（カロリー）の摂取不足、貯蔵不足の状態であり、低Alb血症のおもな原因となる。透析患者は、慢性腎臓病に伴う骨・ミネラル代謝異常（chronic kidney disease-mineral and bone disorder：CKD-MBD）コントロールのためリン制限を行っている。リンは多くの食材に含まれるため、過度なリン制限がたんぱく質、エネルギーの摂取不足の原因となる。また、食欲低下はエネルギー不足の原因となる。食欲低下の原因として透析不足（尿毒症）、併存疾患、薬剤の副作用、うつ状態などがある。消化器疾患による消化吸収障害もたんぱく質、エネルギー不足の原因になる。

●蛋白質喪失

原疾患にネフローゼ症候群が存在している場合、尿中に蛋白質が失われるため、低Alb血症となる。透析療法そのものによる蛋白質喪失も血清Alb低下の原因となるので注意を要する。腹膜透析患者の場合、透析液中に1日に数gから10g前後の蛋白質が漏出し、体外に喪失されることになる。腹膜炎を発症した場合にはさらに喪失量が増加する。血液濾過（hemofiltration：HF）、血液透析濾過（hemodiafiltration：HDF）療法において、大孔径のヘモダイアフィルターを使用し

た場合、1回の治療で5〜10g程度のAlb漏出が起こる。Albをはじめとする多くの蛋白質は肝臓で合成されるため、肝臓病によって蛋白質合成能が低下する場合も低Alb血症の原因となる。

● 炎症状態

炎症が存在する状況ではAlbは容易に低下する。感染症は炎症の原因としてもっとも重要である。透析患者の場合、バスキュラーアクセス関連感染、下肢の創部感染、歯周病、尿路感染、腹膜透析関連腹膜炎などに注意が必要である。心筋梗塞や外科手術も急性炎症の原因となる。リウマチなどの自己免疫疾患、悪性腫瘍などの慢性炎症もAlbを低下させる。透析療法の生体適合性不良から惹起される微小炎症もAlb低下に影響している。生体適合性の高い透析膜を使用し、透析液清浄化管理を厳格に行うなどの対策が重要である。

● そのほか

透析患者は体液過剰になりやすい傾向がある。上記3つの分類から外れるが、体液過剰によって血液が希釈され、見かけ上の低Alb血症が生じている可能性も忘れてはならない。

🖊 検査値からわかることと治療方針

ここでは、おもに臨床的に問題となる低Alb血症ついて述べる。血清Alb値は、患者の栄養状態を表す指標の一つとして広く使用されている。しかし、前述のAlb低下は栄養と関連しない因子（蛋白質喪失、炎症状態、体液過剰による希釈など）によっても起こりうる。ほかの栄養因子とAlb値はかならずしも相関するわけではない。Alb低下をみた場合、その原因には多くの因子が関与している可能性があり、それらを一つひとつ解

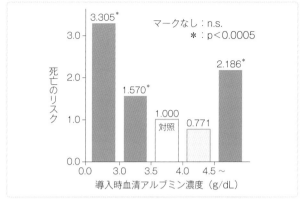

図 ● 導入時血清アルブミン濃度と生命予後（文献2より）

決していく必要がある。

2007年末の日本透析医学会の統計調査によると、導入時血清 Alb 濃度は 3.5g/dL 未満、4.5g/dL 以上で死亡リスクが増大することが示されている（図）[2]。Alb 値はなるべく 4.0～4.5g/dL に維持されることが望ましい。冒頭に血清 Alb の標準値を示したが、目標値としては 4.0g/dL 以上とすべきであろう[3]。ある研究では、Alb 値に影響をおよぼす因子（栄養の知識、食欲、料理、嚥下・咀嚼、うつ、透析量など）に対して多角的な介入を行うと、Alb 値が改善することが示されている[4]。これらは、多職種によるチーム医療が栄養状態改善に重要な役割を果たすことの証左である。

なお、近年、血清 Alb の測定方法が変遷し、BCG 法から BCP 改良法が主流になってきた。各種病態や疾患の診断基準、ガイドラインなどで使用される Alb 値は BCG 法での測定値である。

自施設の Alb 測定法が BCP 改良法の場合、換算する必要がある。BCP 改良法による Alb 値が 3.5g/L 以下の場合、一律に BCP 改良法による測定値に 0.3g/dL を加えた値を BCG 法での推測値とする [5]。

患者指導のポイント

低 Alb 血症については以下の 3 項目に注意する。

❶経時的な変化をみる

定期的に検査を行い、経時的に血清 TP 値、血清 Alb 値をみていくことが重要である。1 回のデータのみで患者の状態を知ることはできない。Alb 値がいくぶん低値であっても、活動性が維持され元気であれば、介入を急ぐ必要はない。患者を不安にさせず、経過のなかでデータの変化を確認しながら、患者に何が起こっているのかを検討すべきである。

❷チームアプローチが重要

Alb 値が低下する原因は多彩である。栄養障害の場合、食事に関する知識だけではなく、生活環境や調理者の存在、嚥下機能、咀嚼機能、ADL の低下、薬剤の副作用など多くの原因が考えられる。透析条件や併存疾患の影響も考えなければならない。非常に幅広い知識が必要となる。医師、看護師、臨床工学技士、管理栄養士、リハビリテーションスタッフ、薬剤師、ソーシャルワーカーといった多職種によるチームアプローチが必要不可欠である。

❸自施設のアルブミン測定法を知る

自施設の Alb 測定法の値はガイドラインや標準値に適応できるのかを確認する必要がある。BCG 法から BCP 改良法に測定法を変更した場合、Alb 値が低く出ることになるので、患者指導を行う場合に注意が必要である。

● 引用・参考文献

1) 金井泉ほか. "血漿タンパク". 臨床検査法提要. 改訂第31版. 東京, 金原出版, 1998, 479.

2) 日本透析医学会統計調査委員会. "2007年導入患者の生命予後に影響を与える因子に関する解析：導入時血清アルブミン濃度". 図説 わが国の慢性透析療法の現況（2008年12月31日現在）. 東京, 日本透析医学会, 2009, 60.

3) K/DOQI Clinical Practice Guidelines for Nutrition in Chronic Renal Failure. Am. J. Kidney Dis. 35（Suppl 2）, 2000, S20-S21.

4) Leon, JB. et al. Improving albumin levels among hemodialysis patients；a community-based randomized controlled trial. Am. J. Kidney Dis. 48（1）, 2006, 28-36.

5) 日本臨床検査医学会血清アルブミン定量値ワーキンググループ. 血清アルブミン測定値についての提言書：BCG法とBCP改良法による測定値の差の取り扱い方.（http://www.jslm.org/others/news/20131225albumin.pdf, 2020年4月）.

4

総蛋白質／アルブミン

⑤ 蛋白異化率（PCR）

誠医会松山医院大分腎臓内科理事長／院長　松山和弘 まつやま・かずひろ

🔵 標準値

健常者

- ●たんぱく質摂取推奨量　男性　65g/ 日（18 ～ 64 歳）
  60g/ 日（65 歳以上）[*1]
- ●たんぱく質摂取推奨量　女性　50g/ 日（18 歳以上）[*1]

血液透析患者

- ●経口摂取たんぱく質量　1.2g/kg/ 日以上推奨[*2]
- ●経口摂取たんぱく質量　1.1g/kg/ 日[*3]
- ● nPNA ≧ 1.0g/kg/ 日推奨[*3]
- ● nPCR　0.9 ～ 1.2g/kgBW/ 日
  （CKD ステージ 5D）[*4][*5]

腹膜透析患者

- ●たんぱく質摂取量　0.9 ～ 1.2g/kg/ 日[*5]

保存期 CKD 患者

- ●たんぱく質摂取量　表（37 ページ）を参照

---

*1　日本人の食事摂取基準2020 年版。

*2　KDOQI ガイドライン。

*3　EBPG。

*4　日本透析医学会統計調査の解析結果からnPCR 0.9/kg/ 日以上は死亡リスクが低いと報告されており、少なくともこれらの値を満たすことが求められる。

*5　CKD ステージ5D（血液透析／腹膜透析）における食事療法基準の推奨たんぱく質摂取量は、0.9 ～1.2g/kgBW/ 日としている（体重は基本的に標準体重BMI ＝22 を用いる）。

透析者は、透析間に蛋白質が分解（異化）されて尿素が産生される。蛋白異化率（protein catabolic rate：PCR）とは、透析間の血清尿素窒素（blood urea nitrogen：BUN）値の上昇値から尿素窒素出現状態（blood urea appearance）である異化された蛋白質の量を推定したものである。異化された蛋白質を標準体重（1kg あたり）に換算したものを標準化蛋白異化率（normalized protein catabolic rate：nPCR）と呼ぶ。また、蛋白質相当の総窒素出現（protein equivalent of total nitrogen appearance）を意味しており、nPCR は標準化蛋白窒素出現率（normalized protein nitrogen appearance：nPNA）と表現されることもある。尿素の除去状態と透析者の生命予後、合併症予後に関して米国で実施された National Cooperative Dialysis Study（NCDS）において、蛋白質の代謝産物である尿素の維持レベルと、栄養状態の指標である PCR が、透析者の合併症や死亡に関連する重要な因子であると報告している[1]。

血液透析患者の nPCR を求める計算式は複数ある。日本透析医学会では、透析前後 2 ポイントの BUN を用いる新里らの式[2]を統計調査結果の解析に用いている。多くの施設で毎月測定している透析前の BUN 濃度もステロイド投与や消化管出血など、ほかに影響する要素が安定しているという前提下では、ある程度の目安としてたんぱく質摂取量の指導に使用してよいとされている[3]。現実的に日常診療では、透析前後 2 ポイントの BUN を用いて、各透析室のパソコン端末上で計算されているが、近年は、透析装置とパソコンのシステムを連携させる医療の IT 化がすすんでいる。電子カルテとの連携にも対応した透析通信システム上で瞬時に多数患者の nPCR や Kt/V などの計算

を行う Future Net Web⁺® （日機装）などの登場によって、日常診療の効率化が図られている。

　また、腹膜透析患者の PCR の評価については、日本透析医学会より『腹膜透析ガイドライン 2019』が提唱されている[4]。そのなかでは、たんぱく質摂取量として 0.9 〜 1.2g/kg/ 日が示されているが、これを改訂する根拠となる臨床研究は少ないためこの数値を引き続き提唱する[3]。さらに、残存腎機能がある場合や、血液透析との併用療法を施行している場合は、各々の窒素排泄を計算したうえで PCR を確認しなければならない煩雑さが生じる。日常診療では、透析量解析ソフトウエア NAVI Light®（ジェイ・エム・エス）などを用いることで腹膜透析療法における PCR 値の確認作業の効率化が図れる。

　日本透析医学会の統計調査の解析結果では、nPCR ≧ 0.9/kg/ 日の死亡リスクが低いことが認められる[5]。栄養摂取としては、Kidney Disease Outcomes Quality Initiative（KDOQI）では経口摂取たんぱく質量 ≧ 1.2g/kg/day[6]、European Best Practice Guidelines（EBPG）では、経口摂取たんぱく質量 ≧ 1.1g/kg/day および nPNA ≧ 1.0g/kg/day を推奨している[7]。

　一方、保存期 CKD 患者の PCR については「経口摂取たんぱく質量」にほぼ等しいと仮定されることから、『慢性腎臓病に対する食事療法基準 2014 年版』[8]のたんぱく質制限に準じて確認する（表）。低たんぱく質、食塩制限食は、保存期 CKD 管理のなかで透析導入遅延効果という重要な要素をもっている。その成果があるか否かは、医療者側の評価と非透析者の意識が重要である。たんぱく質摂取量評価は、以下に示す Maroni の式[9]が一般的に用いられる。たんぱく質摂取制限食の評価のため、

表 ● 保存期 CKD 患者と透析患者のたんぱく質摂取基準（文献 8 より抜粋
して引用、一部改変）

ステージ (GFR mL/min/1.73m²)	たんぱく質 (g/kgBW/ 日)	エネルギー (kcal/kgBW/ 日)
ステージ G1 ～ G2 (GFR ≧ 60)	過剰な摂取をしない	25 ～ 35[注1] [注2]
ステージ G3a (GFR 45 ～ 59)	0.8 ～ 1.0[注1]	
ステージ G3b ～ G5 (GFR 45 未満)	0.6 ～ 0.8[注1]	

ステージ 5D	たんぱく質 (g/kgBW/ 日)	エネルギー (kcal/kgBW/ 日)
血液透析（週 3 回）	0.9 ～ 1.2[注1]	30 ～ 35[注1] [注2]
腹膜透析	0.9 ～ 1.2[注1]	30 ～ 35[注1] [注2] [注3]

注 1）体重は基本的に標準体重（BMI ＝ 22）を用いる。
注 2）性別、年齢、合併症、身体活動度により異なる。
注 3）腹膜吸収ブドウ糖からのエネルギー分を差し引く。

24 時間蓄尿中尿素窒素の測定が必要となる。

◎ Maroni の式：1 日たんぱく質摂取量（g/day）＝ ｛1 日尿中尿
素窒素排泄量（g/day）＋ 0.031 × 検査日体重（kg）｝× 6.25

● 異常値の原因と治療方針

● nPCR 値が高い場合

高値の場合は、しっかり食べることができており、栄養状態
がよいと判断できる。一方、nPCR 高値（たんぱく質摂取量が
多い）状態で問題となるのは、高リン血症である。血清リン異
常高値の場合、nPCR 値も高値（非透析者では Maroni の式で

の摂取たんぱく質量高値）となっていることもある。管理栄養士による食事指導に加えて、リン吸着薬の開始あるいは服薬状況の確認も必要である。

● nPCR 値が低い場合

　低値の場合は、栄養障害におちいっていないかなど、全身状態を確認する必要がある。とくに保存期 CKD 管理で GFR 45 未満（ステージ G3b 〜 G5）における厳格なたんぱく質制限は、治療用特殊食品の使用経験が豊富な腎臓専門医と管理栄養士による継続的な患者指導のための整備された診療システムが不可欠である。十分なエネルギーの確保が必要で、サルコペニア[注4]、protein-energy wasting（PEW）[注5]、フレイル[注6] などの発症に注意する[8]。一方、透析患者における nPCR 低値については、残存腎機能のある場合は、摂取たんぱく質量を過小評価している可能性を考慮する必要がある。

注4）サルコペニアとは、狭義では加齢に伴う骨格筋の減少に対して用いられるが、広義では CKD などの慢性疾患に伴う筋肉量の減少に対しても用いられる。定義は「四肢骨格筋量が健全な若年成人の平均値よりも 2 標準偏差以下に減少した場合」である。サルコペニアの診断には、筋肉量だけでなく、筋力あるいは身体機能の低下が必要である。おもな臨床症状は転倒と骨折であるため、サルコペニアは要介護・要支援状態となる大きな要因であり、認知機能の低下や生命予後に影響する。

注5）CKD では経口摂取量の低下のみならず、尿毒素の蓄積、代謝亢進、炎症、酸化ストレス、インスリン抵抗性など複数の要因が関与し、体蛋白（骨格筋）やエネルギー源（体脂肪）が減少する。そこで、2006 年にメキシコで開催された「第 12 回国際腎栄養代謝学会」において、専門家チームが会議を開催し、CKD の栄養障害は「protein-energy wasting（PEW）」と呼ぶことを提案した。

注6）フレイルとは、複数の生体機能（身体能力、移動能力、バランス能力、持久力、栄養状態、活動性、認知機能、気分）に障害が起こった結果、ストレス因子からの回復や抵抗力が低下し、有害事象に対して虚弱になる生物学的な症候群と捉えられる[10]。

患者指導のポイント

　保存期 CKD 患者のたんぱく質摂取量評価については、たんぱく質摂取制限におけるエネルギーの適正な摂取が重要となる。とくに CKD ステージ G4 ～ G5 における過度の低たんぱく質食ではエネルギー摂取不足となる危険性があり、十分な注意が必要である。通常、たんぱく質摂取量が 60g 以上であれば、必須アミノ酸の摂取不足が起こることはあまりない。しかし、低たんぱく質食事療法の場合、良質なたんぱく質食品の使用量が足りないと必須アミノ酸不足におちいり、患者は体蛋白異化が亢進して栄養障害を起こす恐れがある。たんぱく質摂取量 40g 以下の食事療法では、動物性たんぱく質比を60％以上（40g ならば 24g 以上）とする必要がある[11]。ストイックなたんぱく質制限の結果が、蛋白異化亢進をまねいてしまい、るい痩の進行、逆に腎機能増悪をまねくこともある。適切な保存期 CKD 管理を行うためには、腎臓内科専門医療機関において、安全な CKD 食事管理が実行できているか、月 1 回程度のユリンメート®P などを使用した蓄尿生化学検査による摂取たんぱく質量と血液生化学検査の評価が必要不可欠である。

　一方、透析治療における PCR の評価の問題点としては、自尿がある程度保たれている残存腎機能のある透析患者、とくに血液透析導入期の患者と、導入後数年経過した無尿の透析患者を一律には比較できないことである。透析前後 2 ポイントの BUN を用いる計算式から算出される PCR の結果は、自尿が保たれている場合は摂取たんぱく質量を過小評価している可能性がある。正しい評価を行うためには、残存腎機能のある透析患者については、蓄尿検査による尿中への窒素排泄量を加えて補正を行う必要がある。しかし、日常診療では現

実的ではない。日々の透析室回診で透析患者の検査結果を確認する際、低いPCR値を確認した場合は、どのくらい尿が出ているのか、残存腎機能の状況を把握し、カルテに記録しておく。

　また、保存期CKDの栄養指導で30～40g/day程度のたんぱく質制限食を確実に実践できている場合は、保存期管理中にリン吸着薬が無投与でも高リン血症に至らず、適正リン値のまま透析期に移行する場合も少なくない。導入期で、適正リン値と低いPCR値を確認した場合は、残存腎機能の確認に加えて、過度のたんぱく質制限食となっていないか、食事記録法による実際の摂取たんぱく質量の評価を管理栄養士とともに行う必要がある。

　また、残存腎機能のある患者がしだいに尿量が低下していく過程で、高リン血症や透析間体重超過を来すことがある。適宜、生活状況に応じた管理栄養士による栄養指導はもちろんのこと、透析量（時間、血流、フィルターなど）、服薬状況も確認し、個々の病態に対応したテーラーメード的な透析管理が必要となる。

🌑 引用・参考文献

1) Lowrie, EG. et al. Effect of the hemodialysis prescription of patient morbidity : Report from the National Cooperative Dialysis Study. N. Engl. J. Med. 305 (20), 1981, 1176-81.

2) Shinzato, T. et al. Determination of Kt/V and protein catabolic rate using pre and postdialysis blood urea nitrogen concentrations. Nephron. 67 (3), 1994, 280-90.

3) 日本透析医学会. 慢性透析患者の食事療法基準. 日本透析医学会雑誌. 47(5), 2014, 287-91.

4) 日本透析医学会学術委員会腹膜透析ガイドライン改訂ワーキンググループ編. "栄養管理：たんぱく質摂取量". 腹膜透析ガイドライン2019:2019 JSDT "Guidelines for Peritoneal Dialysis". 東京, 医学図書出版, 2019, 35, （日本透析医学会ブックシリーズ, 1).

5) Shinzato, T, et al. Survival in long-term haemodialysis patients : results from the annual survey of the Japanese Society for Dialysis Therapy. Nephrol. Dial. Transplant. 12（5），1997, 884-8.

6) K/DOQI Clinical Practice Guidelines for Nutrition in Chronic Renal Failure. Am. J. Kidney Dis. 35（Suppl 2），2000, S1-S140.

7) Fouque, D. et al. EBPG guideline on nutrition. Nephrol. Dial. Transplant. 22（Suppl 2），2007, ii45-ii87.

8) 日本腎臓学会編．"慢性腎臓病に対する食事療法基準（成人）"．慢性腎臓病に対する食事療法基準 2014 年版．東京，東京医学社，2014，1-13.

9) Cano, NJ. et al. ESPEN Guidelines on Parenteral Nutrition : adult renal failure. Clin. Nutr. 28（4），2009, 401-14.

10) 葛谷雅文．老年医学における Sarcopenia & Frailty の重要性．日本老年医学会雑誌．46（3），2009，279-85.

11) 腎疾患重症化予防実践事業生活・食事指導マニュアル改訂委員会編．医師・コメディカルのための慢性腎臓病生活・食事指導マニュアル．東京，東京医学社，2015．119p.

5

蛋白異化率

広島大学病院透析内科診療准教授 土井盛博 どい・しげひろ

標準値

健常者
- 血清ナトリウム　138 ～ 145mEq/L
- 血清クロール　101 ～ 108mEq/L

血液透析患者
- 血清ナトリウム　138 ～ 145mEq/L
- 血清クロール　101 ～ 108mEq/L

腹膜透析患者
- 血清ナトリウム　138 ～ 145mEq/L
- 血清クロール　101 ～ 108mEq/L

保存期CKD患者
- 血清ナトリウム　138 ～ 145mEq/L
- 血清クロール　101 ～ 108mEq/L

　生体の約60%は水分が占めており、約40%が細胞内液、約20%が細胞外液である。ナトリウム（natrium：Na）は主として細胞外液に存在し、細胞外液中に存在する最大の陽イオンである。血清Na値の異常は、Naと水分のバランスを示し、かならずしも体内のNaの過剰や不足を反映していない。透析患者では、腎臓からのNa喪失を考慮する必要がなく、週3回の透析がしっかりと行われていれば120mEq/L以下、あるいは150mEq/L以上の著明なNaの異常を示すことは少ない。

細胞外液の陰イオンの60％を占めるクロール（chloride：Cl）の濃度は、同じく細胞外液中に多く含まれるNaと連動する。正常な状態では、血清中の陽イオンと陰イオンは等量であり、陽イオンであるNaは、陰イオンであるCl・重炭酸（HCO_3、炭酸水素）と酸塩基平衡の影響を受けながらバランスを保っている。代謝性アシドーシスの場合には、HCO_3濃度が低下するため、Clが高値となり、逆に代謝性アルカローシスではClは低値となる。実際に、NaとCl・HCO_3の差であるアニオンギャップ（anion gap：AG）は、酸塩基平衡異常の病態の把握に有用で、式に表すと下記のとおり。正常値は12である。

◎ $AG = Na - (Cl + HCO_3)$

異常値とその原因

　Na、Clが異常を来す病態については表のとおり。

検査値からわかることと治療方針

●高ナトリウム血症

　血清Na値は、Naと水分のバランスを示すため、高Na血症の場合には、水分欠乏、あるいは食塩過剰が考えられる。高Na血症の初期症状は口渇であるため、自由に飲水できる状態では高Na血症は生じにくい。しかし、高張食塩液の過剰投与や高熱など不感蒸発が増加した場合では、高Na血症がみられることがある。重症の場合には、錯乱、昏睡といった神経症状を呈する。したがって、高Na血症を認める患者では、まず飲水や食事の摂取状況を確認し、病態を考慮した補液が必要である。

●低ナトリウム血症

　水分過剰、あるいはNa欠乏に加えて、脂質代謝異常や高た

表 ● ナトリウム、クロール異常を来す病態

高ナトリウム血症	・水分の欠乏（発汗過多、高度の下痢、不感蒸泄過多など） ・Na 過剰（高張食塩液投与など）	高クロール血症	・Cl 過剰投与（生理食塩液、高張食塩液、Cl 含有アミノ酸輸液製剤などの大量投与） ・代謝性アシドーシス ・透析不足 ・セベラマー塩酸塩の投与
血清 Na 濃度の標準値 135 ～ 145mEq/L（健常者と同じ）		血清 Cl 濃度の標準値 98 ～ 109mEq/L（健常者と同じ）	
低ナトリウム血症	偽性低 Na 血症 ・著明な高脂血症 ・高蛋白血症 高張性低 Na 血症 ・高血糖 低張性低 Na 血症 ・Na 欠乏（摂取不足など） ・水分過剰（多飲、心不全、低張性輸液の過剰など）	低クロール血症	・飲水過多 ・代謝性アルカローシス ・重曹、炭酸カルシウムの投与

んぱく血症、高血糖が原因となる。透析患者では、水分過剰が原因となることが多い。いずれにしても、急速な Na 補正は、不可逆的な中枢神経障害を起こすことがあるため、できる限り緩徐に補正すべきである。具体的には、120mEq/L までは 1 ～ 2mEq/L/h 程度、それ以降は 0.5mEq/L/h 程度で、1 日 20mEq/L 以上の補正は避けるべきである[1]。

● 高クロール血症

　水分欠乏や食塩過剰が原因となる。また、Cl は HCO₃ と連動して動くため、異常値である場合には、HCO₃ 濃度を評価し、必要であれば重曹の投与を行う。透析患者に高 Cl 血症が認めら

れる場合には、透析不足やセベラマー塩酸塩の投与による代謝性アシドーシスを考慮する[2]。

●低クロール血症

　水分摂取が過剰な場合に、希釈性の低 Cl 血症が認められる。また、嘔吐や下痢による消化管からの Cl の消失や利尿薬の投与が原因となる。重曹、炭酸カルシウムの過剰投与により代謝アルカローシスにおちいった場合も低 Cl 血症を来す。この場合には、薬剤の減量や中止が必要である[2]。

患者指導のポイント

　血液透析患者において、透析前血清 Na 濃度は長期観察しても変化が少ない。しかし、その過剰摂取は、口渇による水分摂取をひき起こす[3]。したがって、食塩の摂取量は、少なければ少ないほど、透析間の体重増加量を抑えることができる。

　また、Na は小さい物質なので、ダイアライザを通して拡散が起こるはずだが、血清 Na 濃度も透析液の Na 濃度も 140mmol/L であるため、拡散による Na の除去は期待できない。したがって、Na は除去される水分と一緒に血液側から透析液側へ移動することになる。具体的には、1L 中 140mmol の Na が含まれていることになるので、塩化ナトリウム（NaCl）に換算すると 1L の除水で 140 ÷ 17 ＝ 8.2g の NaCl を除去する計算になる。

　患者のなかには、血清 Na 濃度が低いから食塩摂取量が少ない、あるいは血清 Na 濃度が高いから食塩摂取量が多いと誤解している人がいる。しかし、実際には高 Na 血症では食欲不振、下痢、脱水などの水分が欠乏する病態を、低 Na 血症では水分過剰が原因となる病態をまず考慮する必要がある。

● 引用・参考文献

1) 友雅司. ナトリウム (Na)・クロール (Cl). 透析ケア. 13 (11), 2007, 1056-9.
2) 浅野学. ナトリウム (Na) ／クロール (Cl). 透析ケア. 19 (12), 2013, 1151-3.
3) 金澤良枝. 食塩摂取量・水分摂取量. 透析ケア. 20 (3), 2014, 228-30.

7 カリウム（K）

広島大学病院透析内科診療准教授 土井盛博 どい・しげひろ

標準値

健常者
●血清カリウム　3.6 〜 4.8mEq/L

血液透析患者
●血清カリウム　3.6 〜 4.8mEq/L

腹膜透析患者
●血清カリウム　3.6 〜 4.8mEq/L

保存期 CKD 患者
●血清カリウム　3.6 〜 4.8mEq/L

　カリウム（potassium；K）の主要な排泄経路は腎臓であり、腎機能の低下によりKの排泄能は低下するため、食事からのK摂取の制限が必要となる。さらに、生体内の総Kの約80％が筋細胞内に存在することから、筋肉は血清K濃度の変動を緩衝する役割を果たす。透析患者は筋肉量が低下していることが指摘されており、Kの緩衝能が低下した状態であるといえる。このように、透析患者はKが上昇しやすい状況にあるにもかかわらず[1]、高K血症は、不整脈、心停止など突然死の原因となりうる。このことから、Kは透析患者においてもっとも注意すべき電解質であるといえる。

　体内には、約 4,000mEq/L の K が存在しており、そのほとんどが細胞内に存在する。細胞内液の K 濃度は約 100mEq/L

であり、細胞内外で25倍もの濃度差がある。つまり、血液検査でみているK値は、体内のほんのわずかな部分にすぎず、かならずしも血清K濃度が体内のK量の増減を意味しているわけではない。

異常値とその原因

血清K値はKの摂取、排泄だけではなく、細胞内外の移動によっても大きく変化する。細胞膜間のK移動に影響を与える因子として、血液pH、インスリン、カテコールアミン（カテコラミン）などがある。血液pHが低い場合には、高K血症、高い場合には低K血症を生じやすくなる。インスリンやカテコールアミンが作用した場合には、Kが細胞外から細胞内へ移動し、低K血症がひき起こされる（表1）。

検査値からわかることと治療方針

●高カリウム血症

高K血症は、透析患者にもっとも出現しやすい電解質異常の一つである。血清K値の正常値は、健常者でも透析患者でも変わりはないが、腎不全保存期患者、透析患者では、慢性的に高K血症を呈していることが多く、血清K値が5.5mEq/Lまでは無症状であることがほとんどである。高K血症の臨床症状として、四肢脱力感、口唇周囲のしびれ、知覚異常がある。心電図では、P波の消失、PQ延長、T波の増高・先鋭化、QRS延長を認め、最終的に心室期外収縮の頻発、心室細動に至る。

血液透析患者で、血清K値が5.5mEq/Lを超えていたら、K過剰摂取を確認し、そうであればK制限食の指導を行う。K過剰摂取がない場合には、アンジオテンシン変換酵素（angiotensin

表 1 ● カリウム異常の原因

高カリウム血症	低カリウム血症
①経口摂取の過剰	①経口摂取の減少
②細胞外への K の移行	②消化管からの K 喪失の増加
・代謝性アシドーシス	・慢性下痢
・インスリン欠乏	・下剤の汎用
・β 遮断薬	③細胞内への K の移行
③腎性 K 排泄障害	・代謝性アルカローシス
・腎不全	・インスリン過剰
・アジソン病	・β 刺激薬
・ACE 阻害薬	④腎性 K 喪失
・ARB	・原発性アルドステロン症
・スピロノラクトン	・間質性腎炎
④体組織の異化作用亢進	・クッシング症候群
・発熱	・利尿薬
⑤消化管出血	・甘草製剤

converting enzyme：ACE）阻害薬、アンジオテンシンⅡ受容体拮抗薬（angiotensin Ⅱ receptor blocker：ARB）、スピロノラクトンなど、K を上昇させる作用のある薬剤の減量、中止を検討する。それでも改善しない場合には、イオン交換樹脂の処方を行う。多くの場合、上記対処法を行えば、高 K 血症が問題となることは少ない。緊急時には、8.5％グルコン酸カルシウム水和物や 7％炭酸水素ナトリウムの投与、グルコース・インスリン療法を行う（表 2）。しかし、もっとも確実で有効なのは透析を施行することである。

●低カリウム血症

透析開始前に低 K 血症を示すことは少ない。透析による K の除去に加え、代謝性アシドーシスの改善によって K の細胞内移行、慢性下痢などがあれば、低 K 血症を認めることがある

表2 ● 高カリウム血症に対する透析以外の緊急治療法

治療法	作用機序	投与方法	効果発現までの時間	効果の持続時間
グルコン酸カルシウム水和物	細胞膜の閾値電位を上昇	10%溶液 10mLを2〜3分かけて静脈注射	5分以内	1時間以内
グルコース・インスリン（GI）療法	Kの細胞内移行	速効性インスリン 10単位を10％ブドウ糖500mLに溶解し、60分で点滴静注	30〜60分	2〜4時間
重炭酸（炭酸水素）ナトリウム	Kの細胞内移行	7%重炭酸ナトリウム溶液50〜100mLを5分以上かけて静脈注射	30〜60分	2〜4時間

（表1）。低K血症によって脱力、腸運動低下が出現し、心電図では、QT延長、U波の出現、T波の減高、心室期外収縮を認める。

　低K血症の治療として、経口摂取できない患者では、経静脈的なKの補給も考慮する必要がある。腹膜透析の患者では、透析液にKが含有されていないこと、常時透析が行われていることから、血清K値は正常値〜低値を示すことが多く、高齢者などK摂取の少ない患者では、摂取を促さなければならない場合もある。

患者指導のポイント

　Kの主たる排泄経路は腎臓であるため、腎機能が低下すると血清K値は、食事からのK摂取の影響を受ける。とくに透析患者では、Kを適切に排泄できない状況にあるばかりでなく、Kを細胞内に取り込む機能が障害されている[2]。このため、過剰なK摂取が急激なK値の上昇につながっていくことになる。したがって、食品に含まれるKの量を十分把握することが、危険な高K血症を回避するために重要である。

　一方、頻度は低いものの低K血症を呈する患者にも注意が必要である。とくに腹膜透析を施行している患者は、透析液にKが含有されていないこと、常時透析が行われていることから、低K血症が認められる頻度が高いことが知られている[3]。低K血症は、高K血症と同様に筋肉の脱力や麻痺の原因になるばかりではなく、重症不整脈を誘発することがある。

　Kの異常は、腎不全の患者のデータ異常として頻度が高く、突然死の原因となるという点で、もっとも重要な電解質異常といえる。しかし、Kの異常は、食事内容や日常の診察からアセスメントが可能なことが多く、きめ細かい患者指導によりトラブルを回避することが求められる。

7

カリウム

◆ 引用・参考文献
1) 岡村幹夫. 透析患者におけるカリウムの代謝. 透析ケア. 15 (1), 2009, 26-7.
2) 小向大輔. カリウム. 透析ケア. 17 (9), 2011, 848-53.
3) 笠井健司. 高カリウム血症／低カリウム血症の管理. 透析ケア. 16 (10), 2010, 1106-7.

8 カルシウム（Ca）

昭和大学藤が丘病院腎臓内科教授 **小岩文彦** こいわ・ふみひこ

標準値

健常者
- ●総カルシウム濃度　8.4 〜 10.0mg/dL

透析患者
- ●総カルシウム濃度　8.4 〜 10.0mg/dL

保存期 CKD 患者
- ●総カルシウム濃度　8.4 〜 10.0mg/dL

　低アルブミン（albumin；Alb）血症（血清 Alb 濃度＜ 4.0g/dL）の場合は、以下のカルシウム（calcium；Ca）補正式で補正する。

◎補正 Ca（mg/dL）＝ 総 Ca 濃度（mg/dL）＋ [4 − 血清 Alb（mg/dL）]

　血液透析患者の場合、採血のタイミングにより値が変動するため、最大透析間隔日の透析前で測定するのが望ましい。また、エボカルセトなど Ca 値に影響する薬剤を服用中は、採血と服薬のタイミングも検査値に影響することから、内服後 12 時間以上の間隔を空けて測定する。

異常値とその原因

　体内に存在する Ca の 99％は支持体である骨の主要な成分で、Ca が欠乏すると必要に応じて骨から補給される。骨以外

に存在する Ca は、神経の伝導や筋収縮、細胞内伝達など、細胞機能の維持に不可欠であるが、全体の 1％に満たない。しかし、細胞機能を維持するうえで細胞外 Ca 濃度を一定に保つ必要があり、生体の血中 Ca 濃度は 8.4 ～ 10.0mg/dL の狭い範囲に保たれている。

腎機能が廃絶した維持透析患者では、「消化管からの吸収」「骨と細胞外液での移動」「透析による Ca 移動」の 3 つの経路で血中 Ca 濃度は調節されている。したがって、血中 Ca 濃度の異常はこれら 3 つの Ca 調節機構のバランス異常で生じる。

●高カルシウム血症とその原因

通常の食事中に含まれる Ca はそれほど多くないため、経口、静注活性型ビタミン D_3 製剤および沈降炭酸 Ca（炭酸 Ca）などの Ca 製剤によって消化管からの Ca 吸収を促進する。とくに、両薬剤を併用すると Ca 吸収はさらに亢進する。骨から細胞外への Ca 移動を促進する原因として、副甲状腺ホルモン（parathyroid hormone：PTH）による骨吸収が大きく寄与する。二次性副甲状腺機能亢進症が進行すると骨吸収が亢進するとともに、治療薬として用いられる活性型ビタミン D_3 製剤も高 Ca 血症を促進する。しかし、血中 PTH 濃度が低値であっても、骨粗鬆症の合併や高齢などの原因による長期臥床状態では、骨吸収が亢進して高 Ca 血症の原因となる。

国内の血液透析で用いられる透析液 Ca 濃度は、2.5mEq/L、2.75mEq/L、3.0mEq/L の 3 種類である。透析に伴う Ca 移動は、血液中と透析液中の Ca 濃度の格差と、除水に伴う Ca 移動で規定される。実際に検討すると、3.0mEq/L の透析液 Ca 濃度を用いた血液透析では、透析後の血中 Ca 濃度は透析前より上昇しやすい[1)]。また、腹膜透析では 4.0mEq/L の Ca 濃度

透析液は高 Ca 血症の原因となることから、日本透析医学会から発表された『慢性腎臓病に伴う骨・ミネラル代謝異常の診療ガイドライン』（CKD-MBD 診療ガイドライン）では推奨されていない[2]。

●低カルシウム血症とその原因

　日本透析医学会の統計調査によると、低 Ca 血症を呈する国内の維持透析患者の割合は約 9.6% と少数例である。おもな原因として、透析導入早期、炭酸 Ca や活性型ビタミン D が未投与、あるいは投与量が少ない場合、エボカルセトやエテルカルセチド塩酸塩（以下エテルカルセチド）などの血中 Ca を低下させる薬剤の効果が強い場合、2.5mEq/L の透析液 Ca 濃度の使用、および上記要因が複数重なった場合にみられやすい。腹膜透析患者の場合も同様の原因が考えられる。

🔘 検査値からわかることと治療方針

　血清 Ca 濃度は比較的狭い範囲に管理することが必要であるが、国内で実施された最近の臨床観察研究では、正常上限値をわずかに超えた高 Ca 血症でも透析患者の生命予後の悪化と関連すると報告された[3]。CKD-MBD 診療ガイドラインでは、透析患者の生命予後にもっとも影響するミネラルはリン（phosphorus；P）であることを示している。しかし以前から、血中 Ca の上昇は心・血管などの異所性石灰化の原因となることが知られており、生命予後や合併症予防の観点から、Ca は P と同じように重要な因子であり、血清 Ca 濃度を正常上限ではなく、むしろ低めに維持することが望ましいと考えられるようになった。

　透析患者の血清 Ca 濃度の管理は、CKD-MBD 診療ガイドラ

表 ● 高カルシウム血症の対策

①炭酸 Ca 投与量の見直し（原則として最大でも 1 日 3g まで）
②炭酸 Ca から Ca 非含有リン吸着薬への変更、併用
③活性型ビタミン D_3 製剤の減量、中止
④エボカルセトやエテルカルセチドの開始、増量（PTH 濃度が高値の場合）
⑤透析液 Ca 濃度を低めに変更することを考慮
⑥副甲状腺摘除術（内科治療に反応しない二次性副甲状腺機能亢進症）
⑦高 Ca 血症を呈する原因の精査

インの 9 分割図（61 ページ参照）で血清 P、Ca 値に応じた具体的な方法が示されているが、表にその要点をまとめた。高 Ca 血症の対策として、血清 P 値に関係なく炭酸 Ca の減量が重要で、1 日 3g が上限であるが、さらに減量し、Ca 非含有リン吸着薬を併用する。次に活性型ビタミン D の減量や中止を検討し、PTH 高値を伴う場合にはエボカルセトやエテルカルセチドの開始、増量も考慮する。低い透析液 Ca 濃度への変更により、血清 Ca 管理が容易になる、活性型ビタミン D_3 製剤が投与しやすくなるなどの利点もある。しかし、内科治療に抵抗する副甲状腺機能亢進症があると、血清 Ca 管理は不良となることから、手術を考慮する。また、上記管理でも遷延する高 Ca 血症では、ほかの原因を精査する必要がある。

　低 Ca 血症の管理の基本は、原因となるエボカルセトやエテルカルセチドや低 Ca 透析液の使用の見直し、炭酸 Ca などによる Ca 補給が中心となる。とくに透析導入早期には低 Ca 透析液の使用を避ける。また、低 P 血症を合併した場合の炭酸 Ca 投与は、食後 2 時間程度の食間内服が効果的である。

患者指導のポイント

❶複数回の検査結果の動向をみて判断する

　検査値はさまざまな影響により変動する。採血のタイミングや、服薬と採血のタイミングを確認して検査値を評価する。とくにエボカルセトの内服とのタイミングに注意する。そのため1回の検査結果で判断するのではなく、複数回の検査結果の動向をみて判断するのが望ましい。

❷食事量と服薬量を確認する

　高P血症に対して高用量の炭酸Caが継続されているにもかかわらず、血清Ca濃度が高値を示さない場合には、服薬状況を確認し、きちんと服薬してもらう。1日の食事回数と用法が一致しているか、1回の食事量と服薬量が適切であるか（ほとんど食べていないのに相当量の炭酸Caが処方されている）、などを確認して指導すると、炭酸Caの見直しが容易になる。

❸自己判断による服薬中止がないかを確認する

　シナカルセトの消化器症状により処方された量をきちんと内服できないことが、血清Ca濃度の変動の原因となることがある。たとえば、シナカルセト内服中の患者に突然出現した高Ca血症では、まずシナカルセトを服薬したかどうかを確認する。

● 引用・参考文献

1) Karohl, C. et al. Effects of bone remodelling on calcium mass transfer during haemodialysis. Nephrol. Dial. Transplant. 25 (4), 2010, 1244-51.
2) 日本透析医学会. 慢性腎臓病に伴う骨・ミネラル代謝異常の診療ガイドライン. 日本透析医学会雑誌. 45 (4), 2012, 301-56.
3) Fukagawa, M. et al. Abnormal mineral metabolism and mortality in hemodialysis patients with secondary hyperparathyroidism : evidence from marginal structural models used to adjust for time-dependent confounding. Am. J. Kidney Dis. 63 (6), 2014, 978-89.

9 リン（P）

福岡腎臓内科クリニック副院長 谷口正智 たにぐち・まさとも

標準値

健常者
- 血清リン濃度　2.5 ～ 4.5mg/dL

血液透析患者
- 血清リン濃度　3.5 ～ 6.0mg/dL

腹膜透析患者
- 血清リン濃度　3.5 ～ 6.0mg/dL

保存期 CKD 患者
- 血清リン濃度　2.5 ～ 4.5mg/dL

　血清リン（phosphorus；P）濃度に関する健常者の基準値は、95％信頼区間に準じて定められている。

　血液透析患者の管理目標値は、日本透析医学会の『慢性腎臓病に伴う骨・ミネラル代謝異常の診療ガイドライン』（CKD-MBD 診療ガイドライン）[1]に準じている。このガイドラインでは、同学会の統計調査のデータを用いて解析が行われた。その結果、血清 P 濃度と生命予後の関係は、ベースラインモデル、時間依存性モデル、時間平均モデルのすべてのモデルで J 字状曲線を示した（図 1）[2]。すなわち高 P 状態に加えて、低 P 状態でも死亡リスクの上昇を認めた。管理目標値については p < 0.01 を有意とみなした場合、ベースラインモデルで 3.6 ～ 5.0mg/dL、時間依存性モデルで 4.1 ～ 6.0mg/dL、時間平均

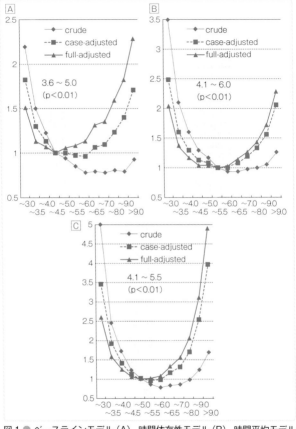

図1 ● ベースラインモデル（A）、時間依存性モデル（B）、時間平均モデル（C）を用いた血清P値と3年予後（N＝128、125）（文献2より）

＊p＜0.01。対照は血清リン4.51～5.0mg/dL。Full-adjusted：性、年齢、透析歴、糖尿病性腎症の有無、心筋梗塞、脳梗塞、脳出血、四肢切断の有無、透析前クレアチニン、血清尿素窒素、アルブミン、ヘモグロビン、BMI、Kt/V、nPCRにて補正。

モデルで 4.1 〜 5.5mg/dL では死亡リスクの上昇は認めず、それ以外の層では死亡リスクの有意な上昇を認めた。モデル間で多少の差異はあるものの、それぞれの結果はおおむね一致しており、血液透析患者におけるPの管理目標値は 3.5 〜 6.0mg/dL とされた。

　また、腹膜透析患者に関しては、血液透析患者に準ずるとされ、同じ管理目標値が定められた。ここで注意しなければならないのは、血液透析患者では条件の悪い週はじめの透析前値を基準値としているのに対して、腹膜透析患者では、血清P濃度は比較的一定の値をとるため、より厳しく管理をすることが求められる。すなわち、腹膜透析患者では一度でも血清P値が高値を示せば、常時高P血症の状態にあると考え、すぐに治療介入すべきであるとしている。

　保存期 CKD 患者に関しては、至適血清P値に関するエビデンスはないものの、CKD-MBD 診療ガイドラインでは健常者の基準値内に保つことを目標とすることを推奨している。

リン

❂ 異常値とその原因

●透析患者における高リン血症：透析量不足

　透析量不足に関する絶対的な基準はないが、血清P値のほかにも血清尿素窒素（blood urea nitrogen；BUN）、クレアチニン（creatinine；Cr）、カリウム（potassium；K）、Kt/V などの指標と照らし合わせて、総合的に判断することが重要である。この際、透析量が過剰にならないよう、血清アルブミン（albumin；Alb）値や体格指数（body mass index；BMI）などの指標をみながら、栄養状態の低下に注意することが必要である。

●透析患者における高リン血症：リンの過剰摂取

　十分な透析量が確保されていることを確認したうえで、Pの過剰摂取がある場合には適切なP制限を行う。

●透析患者における高リン血症：リン吸着薬に関する服薬アドヒアランス低下

　P吸着薬を処方しても十分なコントロールが得られない場合は、実際に服薬していない可能性を考える必要がある。

●保存期CKD患者における高リン血症

　一般的に腎不全の進行に伴い、CKDステージG4～G5あたりから高P血症を認めるようになる。血清P値上昇のおもな原因は、生体におけるリン酸ホメオスタシスの破綻であり、血中FGF23（fibroblast growth factor 23）の上昇、活性型ビタミンD低下、副甲状腺ホルモン（parathyroid hormone：PTH）の上昇があるものの、最終的に高P血症をひき起こす。そのほかにも、過剰なたんぱく質摂取、P摂取も高P血症の要因となる。

●透析患者における低リン血症

　一般的に透析患者で低P血症がみられる場合は、栄養状態が低下していることが多い。そのほかにも透析量過剰、過剰なP吸着薬投与の可能性などを考える必要がある。

●保存期CKD患者における低リン血症

　非常にまれである。CKD患者で低P血症を認めた場合は、原発性副甲状腺機能亢進症、クッシング症候群、甲状腺機能低下症、低マグネシウム血症や低カリウム血症などの電解質障害、テオフィリン中毒症、および利尿薬の長期投与など特殊な病態を合併していないか、原因検索を行う必要がある。

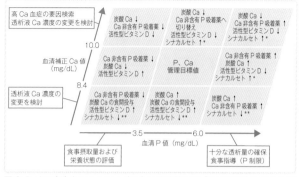

図 2 ● リン (P) とカルシウム (Ca) の治療管理法「9 分割図」（文献 1 より）

「↑」は開始もしくは増量、「↓」は減量もしくは中止を示す。

＊血清 PTH 濃度が高値、＊＊もしくは低値の場合に検討する。

「9 分割図」を用いて、血清 P 値 3.5 ～ 6.0mg/dL、補正 Ca 8.4 ～ 10.0mg/dL を満たすように、各薬剤の投与を調整する。

🖊 検査値からわかることと治療方針

●透析患者におけるリンコントロール

　血清 P 値に異常がある場合、前述した原因検索および対策を行ったうえで、CKD-MBD 診療ガイドラインにおける「9 分割図」にしたがって投薬の調整を行う（図 2）[1]。血清 P 値が高い場合は P 吸着薬（沈降炭酸カルシウム、セベラマー塩酸塩、炭酸ランタン水和物、ビキサロマー、クエン酸第二鉄水和物、スクロオキシ水酸化鉄など）の開始もしくは増量を考慮し、場合によっては活性型ビタミン D_3 製剤（アルファカルシドール、ロカルトロールなど）の減量もしくは中止を検討する。二次性副甲状腺機能亢進症に伴う高 P 血症の場合には、シナカルセト塩酸塩の投与が有効な場合がある。血清 P 値が低い場合は、P 吸着薬の減量もしくは中止を考慮し、場合によっては活性型ビタ

ミン D_3 製剤の開始もしくは増量を検討する。

● 保存期 CKD 患者におけるリンコントロール

　血清 P 値に異常がある場合は、前述した原因検索および対策を行う。保存期において高 P 血症に対して使用できる P 吸着薬は、沈降炭酸カルシウム、ビキサロマー、炭酸ランタン水和物およびクエン酸第二鉄水和物のみである。

患者指導のポイント

❶食事によるリン制限の指導ポイント

　透析患者における過度の P 制限には注意を要する。P 摂取量はたんぱく質摂取量と強い相関を示すことから、過度の P 制限により栄養状態の低下を来し、予後を増悪させる可能性がある。したがって、P 制限のポイントは P が多く含まれる乳製品や小魚類、さらに保存料などの P 含有添加剤が多く含まれる加工食品、インスタント食品、菓子、コンビニ弁当などの摂取を控えることである。

❷リン吸着薬服薬のポイント

　間食をする際には、追加で P 吸着薬を服用することをすすめる。また、食事時間が長い患者については、食中に P 吸着薬を服用してもらうことで血清 P 値が改善することがある。食直前投与薬と食直後投与薬を組み合わせることも有効である。各 P 吸着薬でも違いがある。沈降炭酸カルシウムは胃酸によって分解され、イオン化することによりその効能を発揮するため、胃酸分泌抑制薬の併用の際にはその効果が減弱することに注意が必要である。セベラマー塩酸塩、ビキサロマー、スクロオキシ水酸化鉄は食直前投与薬であるが、もし服用し忘れた際には、食中、食後でもよいから服用するよう指導する。そのようにすることで服薬アドヒアランスの向上につながる。

● 引用・参考文献

1) 日本透析医学会. 慢性腎臓病に伴う骨・ミネラル代謝異常の診療ガイドライン. 日本透析医学会雑誌. 45 (4), 2012, 301-56.

2) Taniguchi, M. et al. Serum phosphate and calcium should be primarily and consistently controlled in prevalent hemodialysis patients. Ther. Apher. Dial. 17 (2), 2013, 221-8.

9

リン

⑩ 重炭酸イオン（HCO₃⁻）

池袋久野クリニック院長 久野勉 くの・つとむ

🔖 標準値

健常者
- HCO₃⁻　24 ～ 26mmol/L（動脈血）
- pH　7.40 ± 0.03

血液透析患者
- HCO₃⁻　18 ～ 22mmol/L

腹膜透析患者
- HCO₃⁻　18 ～ 22mmol/L（ガイドラインには記載なし）

保存期 CKD 患者
- HCO₃⁻　22mEq/L 以上（補正目標値）

　重炭酸イオン（HCO₃⁻）は細胞外液の陰イオンとして、クロールイオン（Cl⁻）に次いで 2 番目に多いイオンであり、酸塩基平衡を評価するうえで重要な検査項目である。通常わが国では、血液検査で HCO₃⁻濃度を測定する場合、動脈血ガス分析を用いて算出されることが多い。生体内の酸とアルカリ（塩基）のバランスは酸塩基平衡と呼ばれ、その指標として、動脈血中の水素イオン指数（pH）、二酸化炭素分圧（pCO₂）、HCO₃⁻ が用いられる。「酸」とは水素イオン（H⁺）を放出するもの、「塩基」とは H⁺を受けとるものと定義され、酸の濃度（H⁺濃度）は、臨床的には pH（potential of hydrogen）を用いて表され、pH は H⁺濃度の逆数の常用対数、すなわち以下のように示される。

$$\circledcirc \ pH = \log \frac{1}{H^+}$$

　正常な人間の体は、腎臓と肺のはたらきにより、血液中の pH をきわめて狭い範囲に調節しており、これは生体内で細胞が適切に活動するために重要である。pH を狭い範囲に保つために、生体は緩衝系と呼ばれる機能を有し、なかでも「炭酸－重炭酸緩衝系」がとくに重要で、pH、pCO_2、HCO_3^- について表され、3 者間にはつねに平衡状態が存在し、Henderson-Hasselbalch ヘンダーソン　　　　　　ハッセルバルヒ の式にて示される。実際には血液中の HCO_3^- 濃度は直接測定することはできないため、これを利用して、前 2 者を実測し演算にて求めている。なお、血液サンプルはかならずしも動脈血である必要はなく、静脈血を用いたガス分析で HCO_3^- 濃度を算出することも可能である。静脈血の場合、海外の多くは酵素法などで血清あるいは血漿の総 CO_2 濃度を測定しているが、総 CO_2 濃度と HCO_3^- との間には、以下の近似式が成り立つ。

$\circledcirc$ 総 CO_2（mmol/L）≒ HCO_3^-（mmol/L）+ 0.03 × pCO_2（mmHg）

　さらに血液ガス分析を用いた静脈の HCO_3^- 濃度は、動脈のそれと 1.41mmol/L の差があるとされる[1]。健常者の標準値は 24 ～ 26mmol/L（動脈血）である。正常な動脈血の pH は 7.37 ～ 7.43 で、炭酸の解離定数は約 800nmol/L、その負の対数が 6.1 となることから、pH の算出は 6.10 に、HCO_3^- 濃度を炭酸ガス分圧で割った対数値を乗じたものとなり、H^+ 濃度の標準値は 40nmol/L で、pH は 7.40 となる。

　炭酸ガス濃度は、臨床的に血液から容易に測定できる炭酸ガス分圧（pCO_2）に 0.03 を乗じた値から表される。

$$◎ \; pH = pKA + \log \frac{[HCO_3{}^-]}{[H_2CO_3]} = 6.1 + \log \frac{[HCO_3{}^-]}{0.03 \times pCO_2}$$

なお、この計算式の分母は呼吸性因子（肺）を、分子は代謝性因子（腎臓）を表している。

🔵 異常値とその原因

血液の pH を最初に低下させる方向に変化させる病態をアシドーシス、pH を最初に上昇させる方向に変化させる病態をアルカローシスと呼ぶ。一方、血液の pH が正常範囲を逸脱して低下している状態を酸血症（アシデミア）、上昇している状態をアルカリ血症（アルカレミア）と呼ぶ。pH を最初に変化させる病態が代謝性因子によるか呼吸性因子によるかで、それぞれ代謝性アシドーシスおよびアルカローシス、呼吸性アシドーシスおよびアルカローシスと呼ばれる。

ここで注意すべき点は、かならずしもアシドーシス＝アシデミア、アルカローシス＝アルカレミアではないことである。生体では代償機転がはたらくため、たとえば代謝性アシドーシスであれば、呼吸性の代償機転がはたらき、低下した pH をできるだけ元に戻そうとして換気が亢進し、pCO_2 を排泄して pCO_2 濃度が低下する。この結果、$HCO_3{}^-$ と pCO_2 濃度はともに低値をとって pH は正常値に近づくことになる。

1 日に食事や細胞代謝で負荷される H^+ 量は、体重 1kg あたり 1mmol で、これを不揮発性酸と呼ぶ。また、細胞呼吸で CO_2 として産生される酸は、15,000 〜 20,000mmol/day で、これを揮発性酸と呼ぶ。不揮発性酸は腎臓から、揮発性酸は肺からそれぞれ排泄される。正常な腎臓は、$HCO_3{}^-$ を産生し、H^+ を排泄する重要なはたらきを行っているが、腎不全や透析患者で

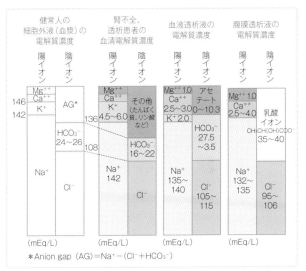

図 ● 細胞外液（健常者および腎不全）と透析液の電解質組成

は、このはたらきが障害されるため、一般に代謝性アシドーシスを呈する。血液の pH は低下して酸血症となり、HCO_3^- 濃度も健常人より低値となる（図）。

検査値からわかることと治療方針

●保存期 CKD 患者における HCO_3^- 濃度と治療方針

保存期 CKD の早期には、アニオンギャップ（anion gap：AG）正常の高クロール性代謝性アシドーシスを呈し、腎機能障害が進行するとやがて有機酸の蓄積により AG が開大した代謝性アシドーシスを呈するようになる。なお AG とは、血漿中の測定不能な陰イオンで、アルブミン、リン酸、硫黄、有機ア

ニオンなどが含まれる。通常、以下のように計算され、正常値は 10 ～ 12mmol/L である。

◎ AG = Na^+ －（Cl^- ＋ HCO_3^-）

　HCO_3^- 濃度と腎機能との関係については、いくつかの研究結果から、HCO_3^- 濃度が 22mEq/L 以下では腎機能の低下速度が速く、HCO_3^- 濃度が低下すると末期腎不全に至るリスクが高まるとされる。保存期 CKD における死亡リスクとの関係では U 字形に近く、HCO_3^- 濃度が低い場合は一貫して腎機能悪化や末期腎不全、死亡のリスクが示され、HCO_3^- 濃度が高い場合も死亡のリスクは上昇するとされる [2]。

　アルカリ化薬の使用による代謝性アシドーシスの補正効果については、CKD ステージ G4 ～ 5 の HCO_3^- 濃度が 16 ～ 20mEq/L の 134 例を対象として、重曹投与の効果を 2 年間のランダム化比較試験（randomized controlled trial：RCT）で検討した成績で、HCO_3^- 濃度が 23mEq/L 以上となるように重曹を投与した群では、対照群に比し腎機能の低下が抑制され、急速に腎機能が低下する症例の頻度も低く、末期腎不全も少なかったとされる [3]。したがって、ステージ G3 以上の CKD に対しては、重曹などのアルカリ化薬で代謝性アシドーシスを是正することが、腎機能の低下および末期腎不全のリスク低減に重要と考えられる。

　検査の頻度は、『慢性腎臓病に伴う骨・ミネラル代謝異常の診療ガイドライン』によれば、小児においては、少なくとも CKD ステージ G2 で年 1 回、ステージ G3 で 6 ヵ月に 1 回、ステージ G4 で 3 ヵ月に 1 回、ステージ G5 で 1 ヵ月に 1 回の頻度で、P、Ca、PTH、ALP とともに HCO_3^- 濃度の測定が推奨されている [4]。なお本ガイドラインは成人に関しては言及してい

ないが、筆者は同様に考えている。

　多くの研究から保存期CKD患者のHCO₃⁻濃度は少なくとも22mEq/L以上を目標として管理することが推奨されるが、過剰補正とならないように注意する必要がある。

●血液透析患者のHCO₃⁻濃度の評価と是正

　血液透析患者では、間欠的にアルカリ化剤が補充されることにより、代謝性アシドーシスの是正が行われている。したがって、まずは十分な透析を行うことが酸塩基平衡の是正のうえで重要となる。海外のガイドラインでは透析前のHCO₃⁻濃度の目標値を22mEq/Lとしているが、今後わが国でも生命予後との関係などを検証する必要があろう。この場合、測定法や採血のタイミング（週はじめか週半ばか）、使用する透析液の種類（酢酸含有か無酢酸か）なども考慮すべきである。また、透析後のHCO₃⁻濃度の理想的なレベルや許容範囲などに言及したガイドラインは現在皆無であるが、過剰なアルカリ化を回避することも重要である。通常の透析で適正な酸塩基平衡の是正が困難な場合には、acetate-free biofiltration（AFBF）[5]が適応となる。なお、多くの血液透析患者は内シャントを有するため、シャント血（厳密には動静脈の混合血）のサンプルを用いることが多い。

●腹膜透析患者のHCO₃⁻濃度

　腹膜透析患者では血液透析患者と異なり、持続的なアルカリ化が行われるためにHCO₃⁻濃度は安定しやすい。わが国で市販されている腹膜透析液のアルカリ化剤には乳酸ナトリウムが用いられており、35〜40mEq/Lの乳酸イオンを含んでいる。乳酸は肝臓で代謝されて重炭酸イオンに変換される。なお、腹膜透析患者の低いHCO₃⁻濃度は死亡の独立した危険因子とさ

10

重炭酸イオン

表 ● 腎不全以外で HCO_3^- 濃度が異常を示す病態

HCO_3^- 濃度が低下する病態	HCO_3^- 濃度が上昇する病態
①糖尿病性ケトアシドーシス ・高血糖によるケト酸貯留 ②乳酸性アシドーシス ・ショックなど組織低酸素 ・肝障害 ③尿細管性アシドーシス ・遠位型：H^+分泌障害 ・近位型：HCO_3^-喪失 ④下痢など消化管からの HCO_3^- 　の喪失 ⑤飢餓によるケトアシドーシス ⑥外因性 ・薬物：サリチル酸塩中毒など	①消化管からの酸の喪失 ・嘔吐 ・吸引による胃液喪失など ②鉱質コルチコイドの過剰 ・原発性アルドステロン症 ・クッシング症候群 ・バーター症候群 ③腎臓からの酸の喪失（利尿薬など） ④外因性のアルカリ負荷 ・クエン酸ナトリウム（輸血など 　の血液製剤、輸液製剤） ・炭酸水素ナトリウムの投与

れており、適切な酸塩基平衡管理が求められるが、現在のところ、わが国の『腹膜透析ガイドライン 2019』では、HCO_3^-濃度については言及していない[6]。

●**腎不全以外で HCO_3^- 濃度が異常を示す病態**

　なお、腎不全以外で HCO_3^- 濃度が異常を示す病態については表にまとめた。

患者指導のポイント

❶保存期CKD患者の場合

　主治医から処方された内服薬のアルカリ化剤などがある場合は、指示どおりに正しく服用し、自己判断で中止したりしないように指導する。食事療法も重要であり、決められたエネルギー量やたんぱく質摂取量を厳守することが重要である。また、アシドーシスの是正が不十分な場合は、高カリウム血症になりやすいことにも十分注意すべきである。

❷透析患者の場合

　まずは適正な透析量を確保することがもっとも重要である。透析不足はアシドーシスの悪化要因となる。また、食事療法と血液浄化は車の両輪であることを理解してもらうように指導する。

📎 引用・参考文献

1) Kelly, AM. Review article : Can venous blood gas analysis replace arterial in emergency medical care. Emerg. Med. Australas. 22（6）, 2010, 493-8.
2) Navaneethan, SD. et al. Serum bicarbonate and mortality in stage 3 and stage 4 chronic kidney disease. Clin. J. Am. Soc. Nephrol. 6（10）, 2011, 2395-402.
3) de Brito-Ashurst, I. et al. Bicarbonate supplementation slows progression of CKD and improves nutritional status. J. Am. Soc. Nephrol. 20（9）, 2009, 2075-84.
4) 日本透析医学会. 慢性腎臓病に伴う骨・ミネラル代謝異常の診療ガイドライン. 日本透析医学会雑誌. 45（4）, 2012, 301-56.
5) Man, NK. et al. Renal biofiltration. ASAIO. Trans. 35（1）, 1989, 8-13.
6) 日本透析医学会学術委員会腹膜透析ガイドライン改訂ワーキンググループ編. 腹膜透析ガイドライン 2019 : 2019 JSTD"Guidelines for Peritoneal Dialysis". 東京, 医学図書出版, 2019, 193p.（日本透析医学会ブックシリーズ, 1）.

10

重炭酸イオン

⑪ 血中尿素窒素（BUN）濃度

東京女子医科大学血液浄化療法科准教授 花房規男 はなふさ・のりお

標準値

健常者
- BUN　8 〜 22mg/dL

血液透析患者
- BUN　70 〜 90mg/dL

保存期 CKD 患者
- BUN　20 〜 80mg/dL（Cr 値の 10 倍）

1 分子の尿素には、2 個の窒素が含まれている。慣習的に尿素はそのなかに含まれる窒素量で示し（urea nitrogen：UN）、1mol の尿素は 28g の UN として換算される。さらに通常血清中で測定されるため、本来は serum urea nitrogen（SUN）が正しいが、赤血球膜をほぼ自由に通過するため、SUN は blood urea nitrogen にほぼ等しく、通常 BUN と呼ばれる。

異常値とその原因

尿素はたんぱく質、アミノ酸の最終代謝産物である。このため、たんぱく質摂取量が多いか、あるいは異化亢進状態では尿素は上昇し、たんぱく質摂取量が少ないか、あるいは同化が亢進している場合には低下する。尿素の排泄系路は、多くが腎臓であり、腎不全では尿素が上昇する。脱水におちいった場合も、尿素は上昇する。一方、尿素は分子量 60 であり、透析療法に

より有効に除去される。透析療法において、尿素は小分子のマーカーとしての位置づけは確立しており、透析量の指標として「Kt/V urea」「urea reduction ratio：URR（後述）」「time-averaged concentration of urea：TAC urea（後述）」など、さまざまな指標が示されている（urea kinetics）。さらに、尿素産生量から標準化蛋白異化率（normalized protein catabolic rate：nPCR）が計算され、たんぱく質摂取量の指標として頻用されている。

🔵 検査値からわかることと治療方針

透析患者においては、BUN から、①透析量、②たんぱく質摂取量が明らかとなる。透析量の指標は、Kt/V urea が通常用いられるが、新里らによる式[1]、Daugirdas らによる式[2] などが用いられる。Daugirdas の式は下記のとおりである。

◎ $spKt/V = -\ln(R - 0.008t) + (4 - 3.5R) \times (UF/BW)$

＊R：透析後 BUN/ 透析前 BUN、t：透析時間（時間）、UF：除水量（kg）、BW：透析後体重（kg）

尿素は透析後にリバウンドを生じるため、高効率・短時間透析ではリバウンド後の BUN 値を用いると、Kt/V は上記の Kt/V よりは0.2程度小さくなる[3]。この値を平衡 Kt/V（equilibrated Kt/V）と呼ぶ[4]。そのほかの指標として、（1 － 後 BUN/ 前 BUN）× 100（%）として計算される尿素減少率（URR）や、1 週間の時間平均 BUN 値（TAC urea）などがある。これらの指標は以下のような理由から用いられる機会は少ない。平衡 Kt/V はわが国では透析時間が比較的長くリバウンドが小さいこと、URR は Kt/V より計算は簡単だが、ガイドラインで Kt/V が推奨されていること、TAC urea は週半ばの透析前採血が必

要であることなどが理由としてあげられる。

　一方、nPCR は、新里らによる式[1]のほか、Depner らが週はじめ BUN と Kt/V から算出する式を公表している[6]。

◎ nPCR ＝週はじめ透析前 BUN／［36.3 ＋ 5.48Kt/V ＋ 53.5／（Kt/V）］＋ 0.168

　なお、新里らによる式は、日本透析医学会の年末調査用エクセルファイルで算出することが可能である。

　BUN が高値の場合には、透析量が十分かどうかを確認する。アクセス再循環がみられる場合には、透析後 BUN のサンプリングの方法によっては低値となり、見かけ上、効率が高値になる。このため、血液透析の効率評価のための透析後採血では、①透析終了後ただちに透析液の流れを止め（実質的な透析の終了）、②血流量を 50 ～ 100mL/min まで低下させ、1 ～ 2 分間待ち、③ A 側（動脈側、脱血側）ラインのなるべく患者に近いポートから採血する、slow flow 法が推奨されている[3]。なお、ダイアライザ、血流量、透析液流量、推算体液量、透析時間から計算されるクリアランス値と、実測 Kt/V 値から算出されるクリアランス値との差は「クリアランスギャップ」と呼ばれ、アクセス再循環、体液量の異常などがクリアランスギャップを生む原因となる。

　日本透析医学会のガイドラインでは、血液透析において目標 spKt/V は 1.4 以上を、最低確保すべき透析量として spKt/V 1.2 を推奨している[3]。腹膜透析においては、総 Kt/V 1.7 以上が推奨されている[7]。慢性透析患者の食事療法基準において、0.9 ～ 1.2g/kg/day がたんぱく質の摂取基準として設定されている[8]。なお、URR は 65％以上、TAC urea は 50mg/dL 以下が基準とされる。一方、急性腎障害（acute kidney injury：

AKI）における腎代替療法を開始する基準としては、BUN が 100mg/dL を超える場合には、絶対適応と考えられている[9]。

患者指導のポイント

たんぱく質摂取量の指標となるため、BUN の前値が低い場合（とくに前 BUN 50mg/dL 未満）には、食事摂取が行えているかどうかについて確認を必要とする。

一方、高値の場合は、血液透析効率が十分かどうか、たんぱく質摂取量が多くないかなどのほか、消化管出血が背景に存在しないかを確認することが重要である。

引用・参考文献

1) Shinzato, T. et al. Determination of Kt/V and protein catabolic rate using pre-and postdialysis blood urea nitrogen concentrations. Nephron. 67 (3), 1994, 280-90.

2) Daugirdas, JT. Second generation logarithmic estimates of single-pool variable volume Kt/V : an analysis of error. J. Am. Soc. Nephrol. 4 (5), 1993, 1205-13.

3) 日本透析医学会. 維持血液透析ガイドライン：血液透析処方. 日本透析医学会雑誌. 46 (7), 2013, 587-632.

4) Daugirdas, JT. Simplified equations for monitoring Kt/V, PCRn, eKt/V, and ePCRn. Adv. Ren. Replace. Ther. 2 (4), 1995, 295-304.

5) National Kidney Foundation. KDOQI Clinical Practice Guideline for Hemodialysis Adequacy : 2015 update. Am. J. Kidney Dis. 66 (5), 2015, 884-930.

6) Depner, TA. et al. Equations for normalized protein catabolic rate based on two-point modeling of hemodialysis urea kinetics. J. Am. Soc. Nephrol. 7 (5), 1996, 780-5.

7) 日本透析医学会学術委員会腹膜透析ガイドライン改訂ワーキンググループ編. 腹膜透析ガイドライン 2019：2019 JSTD "Guidelines for Peritoneal Dialysis". 東京, 医学図書出版, 2019, 193p, (日本透析医学会ブックシリーズ, 1).

8) 日本透析医学会学術委員会ガイドライン作成小委員会栄養問題検討ワーキンググループ. 慢性透析患者の食事療法基準. 日本透析医学会雑誌. 47 (5), 2014, 287-91.

9) Gibney, N. et al. Timing of initiation and discontinuation of renal replacement therapy in AKI：unanswered key questions. Clin. J. Am. Soc. Nephrol. 3 (3), 2008, 876-80.

12 クレアチニン（Cr）

東京女子医科大学血液浄化療法科准教授 花房規男 はなふさ・のりお

標準値

健常者
- クレアチニン 男性 0.61 ～ 1.04mg/dL
- クレアチニン 女性 0.47 ～ 0.79mg/dL

血液透析患者
- クレアチニン 男性 12 ～ 15mg/dL
- クレアチニン 女性 10 ～ 13mg/dL

保存期 CKD 患者
- クレアチニン 1 ～ 8mg/dL

　クレアチニン（creatinine；Cr）は、筋肉内でクレアチンから非酵素的に H_2O が取れた無水物であり、筋肉内で産生される。Cr は糸球体で濾過された後、ほとんど分泌、再吸収を受けない。透析前 Cr 濃度は、Cr 産生速度（creatinine generation rate；CGR）と、血液透析による除去、腎臓からの排泄（残存腎機能）によって決定される。

　Cr は筋肉で産生されるため、CGR は筋肉量と深い関連があり、年齢、性別、栄養状態とも関連する。Cr は分子量 113.12 であり、尿素の分子量 60 より大きい。血液透析では、Cr も容易に拡散、濾過により除去されるが、腹膜透析では、尿素より除去効率が低いため、血液透析では BUN/Cr 比が低い傾向にある。

異常値とその原因

　腎臓では、糸球体で濾過された後に、おおよそ分泌、再吸収を受けない。このため、クレアチニンクリアランス（creatinine clearance：CCr）は糸球体濾過量（glomerular filtration rate：GFR）が高い場合は GFR にほぼ等しくなる。また、血清 Cr 値から下記の式により推算糸球体濾過量（estimated GFR：eGFR）が計算される。

　しかし、GFR が低下している場合には、尿細管からの分泌が無視できなくなり、CCr は GFR を過大評価する可能性がある。CCr と尿素クリアランスの平均値がおおよそ GFR に等しくなることが知られている。

◎男性 eGFR（mL/min/1.73m^2）= 194 ×血清 Cr$^{-1.094}$ ×年齢$^{-0.287}$

◎女性 eGFR（mL/min/1.73m^2）= 194 ×血清 Cr$^{-1.094}$ ×年齢$^{-0.287}$ × 0.739

検査値からわかることと治療方針

　腎機能が低下している場合には、Cr 値は上昇する。このため、Cr、年齢、性別から計算される eGFR は、腎機能の指標として頻用されている。このように、保存期の腎機能の指標としては Cr が使用される。一方、血液透析の透析量の指標としては、Cr ではなく血中尿素窒素（blood urea nitrogen：BUN）が用いられる。また、腹膜透析においても、BUN がおもに用いられるが、CCr も透析量の指標として使用されることがある。さらに、腹膜透析では、腹膜平衡試験として、腹膜の Cr 透過性を元にして、腹膜機能を評価する。

　血液透析患者、腹膜透析患者ともに、生命予後と透析前 Cr 値

表 ● %クレアチニン産生速度の算出法（文献 1 より）

①透析終了後、かつリバウンド後の血清クレアチニン濃度（Cr）を求める式

$$Cr = [-81.622 \frac{\ln(Ce/Cs)}{60Td} + 0.942] Ce$$

②総クレアチニン産生速度（g_{total}）を求める式

$$g_{total} = Cs \left(\frac{7056}{A} + \frac{\Delta BW}{BW} \frac{240}{72 - Td} \right)$$

ただし、

$$A = 3864 + (7.8Td + 411) \ln(Cr/Cs) - 1.5Td - \frac{1449}{(0.0190Td + 0.999) \ln(Cr/Cs) - (0.00367 Td - 0.0219)}$$

③経口的に摂取したクレアチニン産生量（g_{ext}）を求める式

$$g_{ext} = 7.79nPCR^2 - 7.91nPCR + 1.93$$

④クレアチニン産生速度（g_{int}）を求める式

$$g_{int} = g_{total} - g_{ext}$$

⑤%クレアチニン産生速度（% CGR）を求める式

男性：
$$\% \ CGR = \frac{g_{int}}{23.53 - 0.15y} \times 100$$

女性：
$$\% \ CGR = \frac{g_{int}}{19.58 - 0.12y} \times 100$$

g_{int}：内因性クレアチニン産生速度（mg/kg/day）
g_{total}：総クレアチニン産生速度（mg/kg/day）
g_{ext}：外因性クレアチニン産生速度（mg/kg/day）
Cs：透析前血清クレアチニン濃度（mg/dL）
Ce：透析後血清クレアチニン濃度（mg/dL）
Cr：リバウンド後の透析後血清クレアチニン濃度（mg/dL）
Td：透析時間（時）
BW：透析後体重（kg）
ΔBW：体重減少量（kg）
nPCR：標準化蛋白異化率（g/kg/day）
y：年齢（歳）

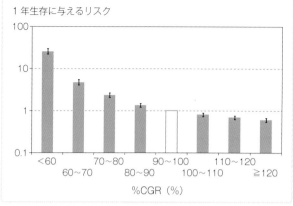

図 ● %クレアチニン産生速度と生命予後との関連（文献3より改変）
%クレアチニン産生速度が90～100%を基準とした、1年間の生命予後のハザード比は、% CGR低値では指数関数的に高値となることが示された。

との間に関連がみられる。Cr が低値であるということは、通常の透析療法が行われている場合には、筋肉量が少ないことを表している。サルコペニアなど筋肉量の減少は、低栄養、消耗と深い関連があるため、不良な生命予後と関連することが知られている。こうした背景を元にして、Cr が体内で産生される速度である CGR は筋肉量のマーカーとして使用されている。CGR は年齢、性別を加味した正常値に対する比率（%）として、表[1]に示されるような式をもとに、% CGR として推算値が計算される[2]。

　日本透析医学会の報告からは、% CGR が低い場合には不良な生命予後と関連することが示されている（図）[3]。

患者指導のポイント

Cr 値は、保存期では腎機能を表す検査項目であるが、血液透析患者では、十分な透析が行われていれば、筋肉量と関連する。そのため、高値がかならずしも悪いわけではなく、低値がかならずしもよいわけではないことを説明する。% CGR を計算し、低値の場合には積極的に低栄養、消耗に対する介入を行う必要がある。

引用・参考文献
1) 新里高弘ほか．"クレアチニン（Cr）"．透析患者の検査値ハンドブック：患者指導に役立つ．改訂 3 版．斎藤明監修．大阪，メディカ出版，2010，66-9．
2) Shinzato, T. et al. New method to calculate creatinine generation rate using pre-and postdialysis creatinine concentrations. Artif. Organs. 21 (8), 1997, 864-72.
3) 日本透析医学会統計調査委員会．図説 わが国の慢性透析療法の現況（2000 年 12 月 31 日現在）．東京，日本透析医学会，2001，504．

13 推算糸球体濾過量（eGFR）

長崎大学病院腎臓内科助教 **鳥越健太** とりごえ・けんた
長崎大学病院腎臓内科講師 **浦松正** うらまつ・ただし
長崎大学病院腎臓内科教授 **西野友哉** にしの・ともや

標準値

健常者
● eGFR　60mL/min/1.73m² 以上

血液透析患者
●使用できない

腹膜透析患者
●使用できない

保存期 CKD 患者
● CKD の重症度分類（表）[1] に準じる

糸球体濾過量（glomerular filtration rate；GFR）は単位時間あたりに糸球体で濾過される血漿量であり、腎機能の指標となる。GFR測定のゴールドスタンダードはイヌリンクリアランスの測定であるが、煩雑で高額な検査となるため、日常診療では血清クレアチニン（creatinine；Cr）に基づいた日本人のGFR推算式 [1] を用いて推算糸球体濾過量（estimated GFR；eGFR）を測定する。

◎男性 eGFRcreat（mL/min/1.73m²）= 194 × 血清 Cr$^{-1.094}$ × 年齢$^{-0.287}$

◎女性 eGFRcreat（mL/min/1.73m²）= 194 × 血清 Cr$^{-1.094}$ × 年齢$^{-0.287}$ × 0.739

また、2005年より血清シスタチンC（Cys-C）が新たなGFRマーカーとして保険適用となり、血清Cys-Cに基づいたGFR推算式でもGFRが推定できる[1]。血清CrとCys-Cに基づくGFR推算式の正確度は同程度であるが、両者の平均値を用いるとeGFRの正確度はより高くなる。

◎男性 eGFRcys（mL/min/1.73m^2）＝（104 × Cys-C$^{-1.019}$ × 0.996^{年齢}）− 8

◎女性 eGFRcys（mL/min/1.73m^2）＝（104 × Cys-C$^{-1.019}$ × 0.996^{年齢} × 0.929）− 8

　eGFRは慢性腎臓病（chronic kidney disease：CKD）の診断や、腎臓病のスクリーニングに使用する。なお、透析患者では透析によってCrやCys-Cは除去され、その程度も透析条件によって異なるため、たとえ尿量があったとしても推算式で計算したeGFRを使用することはできない。

異常値とその原因

　eGFRの低下は腎機能低下を指し、原因疾患はさまざまである。また、eGFRの増加は糸球体過剰濾過（glomerular hyperfiltration）を指し、肥満や糖尿病性腎症の初期で認められる。

　eGFRが実際のGFRと乖離している場合もある。血清CrとCys-Cに基づくeGFRは体表面積が1.73m^{2}の標準的な体型（170cm、63kg）に補正したものであるため、体格が小さいと過大評価となり、体格が大きいと過小評価となる。そのため腎機能に応じた薬剤の投与設計を行う際には、体表面積非補正のeGFR[2]を用いる必要がある。

◎体表面積非補正 eGFR = eGFR ×（体表面積 /1.73）

◎体表面積（m^2）=体重（kg）$^{0.425}$ ×身長（cm）$^{0.725}$ × 7184 × 10^{-6}

　血清 Cr は筋肉量や食事、運動の影響を受けるが、血清 Cys-C はこれらの影響を受けにくいため、血清 Cr による GFR 推算式では評価が困難な場合に有用となる。

🔷 検査値からわかることと治療方針

　eGFR によって GFR を評価し、腎臓病の診断やスクリーニングをし、その後の診療を行う。CKD の診断基準では 3 ヵ月以上継続する GFR 低下（GFR 60mL/min/1.73m^2 未満）もしくは腎障害を示唆する所見（検尿異常、画像異常、血液異常、病理所見）によって CKD と診断する。CKD と診断した場合、GFR と蛋白尿に応じた CKD の重症度分類（表）[1] を行うとともに、CKD の原疾患を検索する。治療は原疾患に対する治療と CKD の重症度分類に応じた生活習慣改善、食事指導、血圧管理、血糖値管理、脂質管理、貧血管理、骨・ミネラル対策、カリウム・アシドーシス対策、尿毒症対策を行う。

　進行性に腎機能が障害される場合、GFR 15 ～ 30mL/min/1.73m^2 に至った時点で、保存的治療を含めた末期腎不全治療についての詳細な説明と、腎代替療法に関する情報を提供することがすすめられている。

　透析導入のタイミングは血液透析では GFR 15mL/min/1.73m^2 未満になった時点より検討するが、保存的治療が可能であれば、GFR 8mL/min/1.73m^2 までは導入しなくても生命予後は良好とされている。GFR 8mL/min/1.73m^2 未満では、透析導入と保存的治療のリスクとベネフィットを考慮して

表 ● CKD の重症度分類（文献 1 より）

原疾患	蛋白尿区分		A1	A2	A3
糖尿病	尿アルブミン定量 (mg/ 日) 尿アルブミン /Cr 比 (mg/gCr)		正常	微量アルブミン尿	顕性アルブミン尿
			30 未満	30 〜 299	300 以上
高血圧 腎炎 多発性嚢胞腎 移植腎 不明 その他	尿蛋白定量 (g/ 日) 尿蛋白 /Cr 比 (g/gCr)		正常	軽度蛋白尿	高度蛋白尿
			0.15 未満	0.15 〜 0.49	0.50 以上
GFR 区分 (mL/ 分 /1.73m^2)	G1	正常または高値	≧ 90		
	G2	正常または軽度低下	60 〜 89		
	G3a	軽度〜中等度低下	45 〜 59		
	G3b	中等度〜高度低下	30 〜 44		
	G4	高度低下	15 〜 29		
	G5	末期腎不全 (ESKD)	< 15		

重症度は原疾患・GFR 区分・蛋白尿区分を合わせたステージにより評価する。
CKD の重症度は死亡、末期腎不全、心血管死亡発症のリスクを緑 ■ のステージを基準に、黄 ■、オレンジ ■、赤 ■ の順にステージが上昇するほどリスクは上昇する。　　　　　　　　　（KDIGO CKD guideline 2012 を日本人用に改変）

導入時期を検討する。ただし、腎不全症候がなくとも GFR 2mL/min/1.73m^2 までに導入することが望ましい[3]。

腹膜透析では GFR 15mL/min/1.73m^2 未満となり、保存的治療に抵抗性の腎不全症候が出現した場合に導入を検討する。ただし、腹膜透析では残存腎機能の保持や腹膜透析導入後の残存腎機能が患者予後に与える影響が大きいことから、晩期導入は避け、腎不全症候がなくとも GFR 6mL/min/1.73m^2 未満では導入することが望ましい[4]。

患者指導のポイント

eGFR は血清 Cr 値と比較して、年齢や性別を考慮して評価するため、腎機能をより正確に反映する。しかし、体格や筋肉量、栄養状態の影響を受けることを考慮する必要があり、透析患者では透析による Cr 除去があるため使用できない。保存期 CKD 患者では、GFR 区分に合わせた治療方針に合わせて生活・食事指導を含めた治療を行う。とくに GFR 15 ～ 30mL/min/1.73m^2 に至った時点では、腎代替療法の選択を含めた末期腎不全治療に関する詳細な説明を行い、末期腎不全に至った際に最適な腎代替療法の治療選択ができる機会を提供する必要がある。

📎 引用・参考文献
1) 日本腎臓学会編. "CKD の診断と意義". エビデンスに基づく CKD 診療ガイドライン 2018. 東京, 東京医学社, 2018, 1-5.
2) 日本腎臓学会編. "CKD における薬物治療の注意". CKD 診療ガイド 2012. 東京, 東京医学社, 2012, 95.
3) 日本透析医学会. 維持血液透析ガイドライン：血液透析導入. 日本透析医学会雑誌. 46 (12), 2013, 1107-55.
4) 日本透析医学会学術委員会腹膜透析ガイドライン改訂ワーキンググループ編. "導入". 腹膜透析ガイドライン 2019：2019 JSTD "Guidelines for Peritoneal Dialysis". 東京, 医学図書出版, 2019, 3-7. (日本透析医学会ブックシリーズ, 1).

長崎大学病院腎臓内科助教 **鳥越健太** とりごえ・けんた
長崎大学病院腎臓内科講師 **浦松正** うらまつ・ただし
長崎大学病院腎臓内科教授 **西野友哉** にしの・ともや

標準値

健常者*
- 血清尿酸　男性　4.0 ～ 7.0mg/dL
- 血清尿酸　女性　3.0 ～ 5.5mg/dL

血液透析患者
- 不明

腹膜透析患者
- 不明

保存期 CKD 患者
- 不明

* 7.0mg/dL を超えるものを高尿酸血症、2.0mg/dL 以下を低尿酸血症と判断する。

尿酸 (uric acid: UA) は、核酸やプリンヌクレオチドに含まれるプリン体の終末代謝産物である。プリン体は体細胞の崩壊、体内合成、食物の摂取に由来し、肝臓、骨髄、筋肉で尿酸に代謝されて約700mg/day の尿酸が産生される。このうち約500mg が尿中に排泄され、残りの約200mg が汗や消化液などに排泄される。

血液中の尿酸の溶解度は7.0mg/dL と考えられており、血清尿酸値がこの値を超えると血中に溶解した尿酸が結晶として析

出されやすくなる。

　血清尿酸値は男女差が大きく、年齢にも左右されるが、7.0mg/dL を超えるものを高尿酸血症、2.0mg/dL 以下を低尿酸血症と診断する。高尿酸血症の多くは無症候性であるが、持続することにより痛風関節炎や痛風結節、尿路結石、痛風腎などを生じる可能性がある。低尿酸血症はそれ自体の病的意義は明らかでないが、尿路結石などの合併症を生じる場合がある。

🌑 異常値とその原因

　尿酸はプリン体の代謝産物として生成され、多くが尿中から排泄される。そのため高尿酸血症の原因は体内で尿酸産生が亢進している場合（尿酸産生過剰型）、腎臓からの排泄が低下した場合（尿酸排泄低下型）、その両者が混在した場合（混合型）に分けることができる。一方、低尿酸血症は尿酸産生低下型、尿酸排泄増加型、混合型に分けることができる。高尿酸血症と低尿酸血症の原因疾患は表に示すとおりである。保存期腎不全患者、透析患者では尿酸排泄低下型の高尿酸血症を呈することが多い。

🌑 検査値からわかることと治療方針

●高尿酸血症の治療方針

　尿酸は、腎機能障害の結果であると同時に原因とも考えられており、高尿酸血症は慢性腎臓病（chronic kidney disease：CKD）の発症や進展と関係するとされる。また、腎障害以外に関節への尿酸塩沈着による痛風関節炎も問題となる。

　高尿酸血症の治療目標は体組織への尿酸塩沈着を解消して痛風関節炎や腎障害を回避すること、肥満、高血圧、糖、脂質代

表 ● 血清尿酸値が異常を示す病態

高尿酸血症	低尿酸血症
①尿酸産生過剰型 ・特発性 ・遺伝性代謝性疾患（HPRT欠損によるプリン体代謝異常など） ・食事性（高プリン体食）、アルコール ・薬剤性（抗悪性腫瘍薬、ミゾリビンなど） ・細胞増殖の亢進（悪性腫瘍など） ・組織破壊の亢進（溶血性貧血、運動など） ②尿酸排泄低下型 ・特発性 ・腎機能障害 ・高乳酸血症 ・薬剤性（利尿薬） ・脱水	①尿酸産生低下型 ・特発性 ・遺伝性代謝疾患（キサンチン尿症など） ・重症肝障害 ・薬剤性（アロプリノールなど） ②尿酸排泄増加型 ・特発性 ・ファンコニ症候群 ・ウィルソン病 ・薬剤性（プロベネシド、ベンズブロマロンなど）

謝異常などの合併症に配慮した生活習慣改善で、心血管イベントなどの合併症を回避して生命予後を改善することである。

　高尿酸血症の治療方針は『高尿酸血症・痛風の治療ガイドライン』[1] で図のように示されており、持続的に血清尿酸値が7.0mg/dLを超える場合を高尿酸血症と診断し、痛風関節炎や痛風結節を認める高尿酸血症は薬物療法を開始する。これらの既往がない無症候性高尿酸血症の場合は、血清尿酸値が8.0mg/dL未満で生活指導を開始する。血清尿酸値が8.0mg/dL以上の場合は腎障害や尿路結石、高血圧などの合併症があれば薬物療法を開始するが、薬物療法の推奨度はクリニカルクエスチョン形式で合併症ごとに示されている。合併症がなければ血清尿酸値9.0mg/dL未満までは生活指導を行い、血清尿酸値9.0mg/dL以上で薬物療法を開始する。血清尿酸値の治療目標

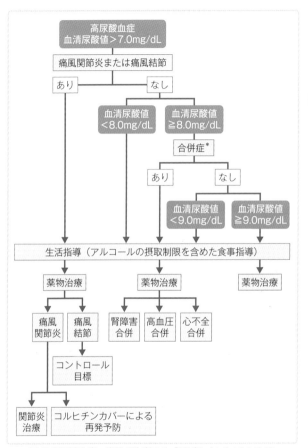

図 ● 高尿酸血症・痛風の治療アルゴリズム (文献1より改変)
＊腎障害、尿路結石、高血圧、虚血性心疾患、糖尿病、メタボリックシンドロームなど（腎障害と尿路結石以外は尿酸値を低下させてイベント抑制を検討した大規模介入試験は未施行である。このエビデンスを得るための今後の検討が必要となる）

は 6.0mg/dL 以下とされている。

● CKD ステージ G3b 〜 5 患者の治療方針

とくに、CKD ステージ G3b 〜 5 の患者を対象とした高尿酸血症の治療方針はガイドライン[2] で示されており、無症候性であっても血清尿酸値が 7.0mg/dL を超えたら生活指導、8.0mg/dL 以上から薬物治療開始を推奨し、治療目標は6.0mg/dL 以下の維持とされている。

●末期腎不全患者の治療方針

末期腎不全患者では、高尿酸血症を有するにもかかわらず、透析を導入すると痛風発作の頻度は激減することが報告されており[3]、わが国における2011 年末の日本透析医学会統計調査[4] では、血液透析患者の透析前血清尿酸値は男性が平均7.29mg/dL、女性が平均 7.18mg/dL と高値であるものの、痛風発作既往を有する例は全体の 3.9%であった。また痛風発作既往の有無による血清尿酸値にも明らかな差はなかった。さらに、これまでの透析患者を対象とした尿酸値に関する研究は観察研究が主であり、介入研究に乏しいことから、透析患者では尿酸目標値や治療基準に関して一定の基準が定められていないのが現状である。

治療内容に関して、生活指導は食事療法、飲酒制限、運動が中心となる。食事は高プリン体食を極力避け、1 日摂取量が400mg を超えないようにする。アルコール飲料はプリン体の有無にかかわらず、それ自体の代謝に関連して血清尿酸値を上昇させるため、種類を問わず過剰摂取を避けるようにする。運動は無酸素運動や過度な運動ではなく、有酸素運動を中心とするようにする。

薬物療法は、尿酸排泄促進薬もしくは尿酸生成抑制薬を使用

するが、腎障害を有する場合は尿酸生成抑制薬が主体となる。これまで腎障害を有する高尿酸血症の治療は尿酸生成抑制薬のアロプリノールが中心であったが、代謝産物の蓄積による副作用が問題となるため、腎機能に応じた用量調整が必要であった。近年、新たな尿酸生成抑制薬として2011年にフェブキソスタット、2013年にトピロキソスタットがわが国で上市されたが、これらの薬剤は肝臓で不活化された後に便中と尿中に排泄されるため、腎機能低下による用量調整が不要である。しかし、eGFR 30mL/min/1.73m^{2}以下の重度腎障害では慎重投与となっており、安全性に関する情報の蓄積が望まれる。そのほか、高リン血症治療薬として使用されているセベラマー塩酸塩には、尿酸低下作用も認められるとの報告がある[5]。

●痛風発作に対する治療

　痛風発作に対する治療に関しては、症状の前兆に対してはコルヒチンを内服し、痛風発作が起こった場合には非ステロイド性抗炎症薬(nonsteroidal anti-inflammatory drugs：NSAIDs)を十分量使用する。しかし、重篤な腎障害ではNSAIDsが禁忌であることに注意する。NSAIDsが使用できない場合や無効であった場合、多発性に関節炎を生じている場合には、副腎皮質ステロイドを投与する。

患者指導のポイント

　食事や飲酒状況を把握したうえで、プリン体を多く含む食品（魚肉類の内臓類など）や高たんぱく質食、アルコール摂取の過剰な摂取は控えるように指導する。透析患者であるにもかかわらず血清尿酸値が低値である場合は、たんぱく質摂取量の低下など栄養不良の可能性を考え、食事摂取状況や栄養状態の評価が必要である。

引用・参考文献

1) 日本痛風・尿酸核酸学会ガイドライン改訂委員会編. 高尿酸血症・痛風の治療ガイドライン第3版. 東京, 診断と治療社, 2018, 3-16.

2) 慢性腎不全診療最適化による新規透析導入減少実現のための診療システム構築に関する研究班編. "慢性腎不全 common pathway の治療". CKD ステージ G3b〜5 患者のための腎障害進展予防とスムーズな腎代替療法への移行に向けた診療ガイドライン 2015. 厚生労働科学研究委託事業（難治性疾患等実用化研究事業〈腎疾患実用化研究事業〉）研究班監修. 東京, 東京出版社, 2015, 96-8.

3) Ohno, I. et al. Frequency of gouty arthritis in patients with end-stage renal disease in Japan. Intern. Med. 44（7）, 2005, 706-9.

4) 日本透析医学会統計調査委員会. "尿酸関連調査：透析前尿酸値の分布, 年齢・性別の比較". 図説 わが国の慢性透析療法の現況（2011年12月31日現在）. 東京, 日本透析医学会, 2012, 50.

5) Ohno, I. et al. Sevelamer decreases serum uric acid concentration through adsorption of uric acid in maintenance hemodialysis patients. Intern. Med. 48（6）, 2009, 415-20.

15 アルカリフォスファターゼ（ALP）

昭和大学藤が丘病院腎臓内科教授 小岩文彦 こいわ・ふみひこ

標準値

健常者
● ALP　110 ～ 360U/L （SRL：115 ～ 359U/L、BML：104 ～ 338U/L）*

透析患者
● ALP　110 ～ 360U/L （SRL：115 ～ 359U/L、BML：104 ～ 338U/L）*

保存期 CKD 患者
● ALP　110 ～ 360U/L （SRL：115 ～ 359U/L、BML：104 ～ 338U/L）*

＊ JSCC 標準化対応法により測定

　アルカリフォスファターゼ（alkaline phosphatase：ALP）は生体の細胞膜に広く分布し、さまざまなリン酸化合物を分解する酵素である。生体内では肝臓、骨、胎盤、小腸の粘膜上皮に比較的多く認められ、蛋白質構造や糖鎖修飾の違いから数種類の異なる分画（アイソザイム）として存在する。そのため血清 ALP 濃度が異常高値となった場合には、由来臓器を検索する目的で ALP アイソザイム検査が有用である。

◎ ALP アイソザイム：ALP2 > ALP3（成人）

● 異常値とその原因

　骨の成長が著しい小児期では、成人より血中濃度が高値を呈し、3 ～ 4 倍まで上昇することがある。また、妊娠 7 ヵ月以降の後期になると上限値を超えることが多い。血液型が B 型、O 型の人は、食後（とくに脂肪摂取後）小腸から ALP の分泌が亢進して血中濃度が上昇することがある。

●高 ALP 血症とその原因

　高 ALP 血症の原因検索にはアイソザイム分析が有用である。ALP1 は高分子 ALP で、胆道閉塞により胆管内圧が亢進して血中に出現する。ALP2 は肝臓由来の主要な血中 ALP アイソザイムであり、胆道系の障害により肝臓での合成が亢進して増加する。胆汁うっ滞や薬物性肝障害では ALP1 が増加し、各種肝炎や肝硬変などの肝障害では ALP2 が上昇する。また胆道閉塞に伴う肝障害では ALP1 と ALP2 両者が増加するが、通常 ALP1 単独の増加は少ない。ALP3 は骨由来の ALP で、骨芽細胞の機能を反映するため、小児期では著しく増加する。透析患者では骨代謝回転が亢進する二次性副甲状腺機能亢進症、骨折、がんの骨転移などで ALP3 が増加する。ALP4 は胎盤由来、ALP5 は小腸由来で、とくに血液型が B 型、O 型の人では ALP5 が血中に移行しやすく、食後の増加を認めることがある。

●低 ALP 血症とその原因

　血清 ALP 単独の低値は、低フォスファターゼ症などの特殊な疾患で認めることがあるが、透析患者では日常の診療で認めることはほとんどない。

● 検査値からわかることと治療方針

　ALP 高値を来す原因は肝・胆道系疾患がもっとも多く、次に

骨代謝回転が亢進した病態で出現しやすい。血液型（B型、O型）が関係する小腸性 ALP5 の上昇もみられる。維持透析患者では ALP は通常肝機能のルーチン検査として、多くの施設では 1 ～ 3 ヵ月ごとに測定されている。高値の場合には ALP アイソザイムを測定して原因を検索する。ALP1、ALP2 の上昇なら、アルコール摂取状況や新規薬剤の有無を確認し、肝・胆道機能や肝炎ウイルス検査の追加、腹部画像検査を実施する。ALP3 > ALP2 であれば骨代謝回転の亢進が原因であり、骨折の有無、二次性副甲状腺機能亢進症などの骨病変の進行を疑って、転倒や疼痛の有無の確認、骨画像検査の評価などを行う。

『慢性腎臓病に伴う骨・ミネラル代謝異常の診療ガイドライン』では、ALP は骨代謝マーカーとして骨代謝回転の評価に用いることが示されているが[1]、日本人の維持透析患者を対象とした観察研究で、高 ALP 血症が生命予後に加えて新規発症の大腿骨頸部骨折と関連することが報告され、透析患者の新たな予後予測マーカーとなる可能性が示された[2]。ただし、骨折リスクの予測は ALP 単独では感度が低いため、今後、副甲状腺ホルモン（parathyroid hormone：PTH）などと組み合わせて予測することが期待される。

患者指導のポイント

ALP は肝機能のルーチン検査であるとともに、肝機能が正常な場合には骨代謝マーカーとして用いられる。副甲状腺機能を抑制する活性型ビタミン D_3 製剤や、エボカルセトやエテルカルセチド塩酸塩の治療後の骨代謝回転を評価する検査として、PTH とともに ALP が有用である。また、持続する高リン血症により血中 PTH が高値を呈する患者では、ALP も上昇することがあり、骨吸収も亢進していることを指導する必要がある。

また、女性や高齢者にみられる高 ALP 血症のなかで、骨粗鬆症が原因となることがあり、骨粗鬆症治療に反応して低下するため、治療効果や治療継続の必要性を指導する際の検査項目となる。

引用・参考文献

1) 日本透析医学会. 慢性腎臓病に伴う骨・ミネラル代謝異常の診療ガイドライン. 日本透析医学会雑誌. 45 (4), 2012, 301-56.
2) Maruyama, Y. et al. A higher serum alkaline phosphatase is associated with the incidence of hip fracture and mortality among patients receiving hemodialysis in Japan. Nephrol. Dial. Transplant. 29 (8), 2014, 1532-8.

16 鉄（Fe）／フェリチン

兵庫医科大学病院腎・透析内科教授 **倉賀野隆裕** くらがの・たかひろ

標準値

健常者
- 血清鉄　男性　50 ～ 200μg/dL
- 血清鉄　女性　40 ～ 170μg/dL
- 血清フェリチン　男性　15 ～ 200ng/mL
- 血清フェリチン　女性　15 ～ 150ng/mL

血液透析患者
- 血清鉄　40 ～ 200μg/dL
- 血清フェリチン　50 ～ 300ng/mL

腹膜透析患者
- 血清鉄　40 ～ 200μg/dL
- 血清フェリチン　50 ～ 300ng/mL

保存期 CKD 患者
- 血清鉄　40 ～ 200μg/dL
- 血清フェリチン　50 ～ 300ng/mL

　赤血球造血刺激因子製剤（erythropoiesis stimulating agent；ESA）使用に伴う鉄の消費、定期的な採血や回路内残血に伴う鉄消費により、慢性腎臓病（CKD）症例は鉄欠乏に陥る可能性がある。よって鉄補充の有無にかかわらず、定期的な鉄の管理が求められている。近年の臨床研究により、貧血を伴いフェリチン値が 50ng/mL 未満かつトランスフェリン飽和度

(transferrin saturation：TSAT) 20％未満の多くの CKD 患者は鉄欠乏状態にあり、ESA 反応性も低下していることが明らかにされている[1, 2]。よってこれらの基準を満たす患者には鉄補充が望ましい。一方で保存期 CKD 患者、血液透析患者、腹膜透析患者における鉄やフェリチン値の明確な上限値は示されていない。しかし、血液透析患者において血清フェリチンが 300ng/mL を超えると肝臓に鉄が顕著に蓄積しているという報告[3]があることから、鉄補充により意図的にこの値を超えないことがガイドラインで推奨されている[4]。

🔵 異常値とその原因

●低値を示す病態

　血清鉄値は、鉄喪失の亢進（出血）、鉄供給の低下（鉄摂取不足）、鉄の体内分布異常（慢性炎症、慢性感染症、悪性腫瘍、妊娠期）などで低値を示す。血清フェリチン値も、血清鉄と同様に鉄喪失の亢進、鉄供給の低下で低値を示すが、鉄の体内分布異常では血清鉄とは異なり高値を示すので注意が必要である。また、一定量以上の鉄を補給しているにもかかわらず、血清フェリチン値が低値を示す症例においては出血性疾患を強く疑う必要がある。

●高値を示す病態

　血清鉄値や血清フェリチン値は、鉄吸収の増加（ヘモクロマトーシス）、鉄利用の低下（再生不良性貧血、赤芽球癆）、細胞崩壊（溶血性貧血、急性肝炎）、アルコール摂取、慢性肝障害（B・C 型肝炎、肝硬変）、肥満、過剰な鉄剤投与や輸血で高値を示す。また、血清フェリチン値は慢性炎症疾患、悪性腫瘍、白血病で高値を示すこともあるので注意が必要である。

検査値からわかることと治療方針

●検査値からわかること：血清鉄

血清鉄は輸送蛋白（トランスフェリン）に結合し、主として骨髄における赤血球造血に利用可能な鉄の存在を示している。血清鉄値は、鉄欠乏時にも低下するが、内的因子（日内変動：朝に高く、夕方に低下する）[5]や外的因子（炎症）[6]により強い影響を受けることが知られている。よって鉄の欠乏や過剰の診断として用いるには感度・特異度はともに低いため適さない。

●検査値からわかること：血清フェリチン

フェリチンは生体内の主要な鉄貯蔵蛋白質で、フェリチン1分子あたり最大で4,500の原子鉄を格納することができる。血清フェリチン値は体内の貯蔵鉄量の指標であり、世界保健機関（World health organization：WHO）が作成したガイドラインは、血清フェリチン値が特異的に全身の貯蔵鉄量を反映する指標であるとしたうえで、鉄補充の際には血清フェリチン値を参考にすることを推奨している[7]。また、血清フェリチン値は悪性腫瘍で非特異的に上昇することがあるため、炎症、肝障害、悪性腫瘍の補助的な診断に用いることもある。

●検査値からみた治療方針

貧血を伴うCKD症例に鉄補充を考慮する際には、まず血清フェリチン値で貯蔵鉄を確認し、血清フェリチン値が低値（<50ng/mL）であれば鉄補充を考慮する。一定以上のフェリチン値（>100ng/mL）があり、十分なESA投与下で目標ヘモグロビン（hemoglobin：Hb）値が維持できない症例は、TSAT値により鉄利用状態を確認する。このような症例でTSAT値が低値（<20%）を示す症例では、鉄利用障害を伴うと判断し、安易な鉄補充は避けて鉄利用障害の原因疾患の精査・治療が望

ましい。CKD症例の貧血治療における鉄補充で重要なことは、鉄の利用状況が症例ごとに大きく異なる可能性があり、鉄の指標（フェリチン・TSAT値）のみで判断するのではなく、Hb値やESA使用量も参考として鉄補充を行う必要がある。また、わが国のガイドライン[4]は透析患者の血清フェリチンが300ng/mL以上の患者には鉄補充は推奨しないと記載しているが、この値を目標に鉄補充の継続が推奨されているものではない。鉄過剰症のリスクを避けるためには貧血が改善した時点で鉄補充の減量、もしくは中止を検討することが望ましい。

患者指導のポイント

❶経口鉄補充のポイント

　従来、CKD症例は消化管からの鉄吸収が抑制され経口鉄補充の効果は乏しいと考えられてきた。しかし、血液透析患者の約40％において、消化管における鉄吸収を調節しているヘプシジン（hepcidin）値が健常者と同じレベルであることが報告されている[8]。よって血清フェリチン値が低いCKD症例には経口鉄補充でも十分有効である可能性がある。ただし経口鉄補充は、一部の患者において嘔気、嘔吐、下痢などの消化器症状を伴うことや、漫然と投与すると経口補充でも鉄過剰症に陥る可能性があるため、配慮が求められる。

❷静注鉄補充のポイント

　投与経路が得やすい点から多くの血液透析患者が静注鉄補充を受けている。しかしながら、静注鉄補充は消化管からの調節を受けないため、経口補充より鉄過剰症に陥りやすいと考えられている。さらに血液透析患者を対象とした大規模臨床研究[9,10]において短期間に多量の静注鉄補充（＞300mg/

month）を受けている血液透析患者は感染症、心・血管系合併症、入院、死亡のリスクが高いことが明らかにされている。よって、静注鉄補充を考慮する際には1回の投与量を抑え、投与期間を空けることが望ましい。

● 引用・参考文献

1) Kuragano, T. et al. ESA Hyporesponsiveness Is Associated with Adverse Events in Maintenance Hemodialysis（MHD）Patients, But Not with Iron Storage. PLoS One. 11（3）, 2016, e0147328.

2) 日本透析医学会統計調査委員会. "腎性貧血：フェリチン，トランスフェリン飽和度と ESA 抵抗性（ESAI）". 図説 わが国の慢性透析療法の現況（2012 年 12 月 31 日現在）. 東京, 日本透析医学会, 2013, 57.

3) Rostoker, G. et al. Reassessment of Iron Biomarkers for Prediction of Dialysis Iron Overload：An MRI Study. PLoS One. 10（7）, 2015, e0132006.

4) 2015 Japanese Society for Dialysis Therapy：Guidelines for Renal Anemia in Chronic Kidney Disease. Renal Replacement Therapy. 3, 2017, 36.

5) 水口隆ほか. 血液透析患者の鉄代謝指標の日内変動. 日本透析医学会雑誌. 43（6）, 2010, 493-9.

6) Sukumaran, A. Effects of acute and chronic inflammation on proteins involved in duodenal iron absorption in mice：a time-course study. Br. J. Nutr. 108（11）, 2012, 1994-2001.

7) World Health Organization. Iron deficiency anaemia：assessment, prevention and control. A guide for programme managers. WHO reference number. 3, 2001. WHO/NHD/01.

8) Kuragano, T. et al. Determinants of hepcidin in patients on maintenance hemodialysis：role of inflammation. Am. J. Nephrol. 31（6）, 2010, 534-40.

9) Kuragano, T. et al. Association between hemoglobin variability, serum ferritin levels, and adverse events/mortality in maintenance hemodialysis patients. Kidney Int. 86（4）, 2014, 845-54.

10) Bailie, GR. et al. Data from the Dialysis Outcomes and Practice Patterns Study validate an association between high intravenous iron doses and mortality. Kidney Int. 87（1）, 2015, 162-8.

トランスフェリン飽和度 （TSAT）

兵庫医科大学病院腎・透析内科教授 倉賀野隆裕 くらがの・たかひろ

標準値

健常者
- TSAT 24 ~ 40%

血液透析患者
- TSAT 20 ~ 30%

腹膜透析患者
- TSAT 20 ~ 30%

保存期腎不全患者
- TSAT 20 ~ 30%

　トランスフェリン飽和度（transferrin saturation：TSAT）は総鉄結合能（total iron binding capacity：TIBC）値と血清鉄値の比（血清鉄 /TIBC × 100）で算出することができる。臨床的には血清鉄値と TIBC 値を別々に評価するのではなく、TSAT 値を算出して体内の鉄利用状態を評価することが多い。鉄欠乏時には血清鉄が低下し TIBC が上昇するため TSAT は低下する。しかしながら、算出する際に用いられる血清鉄や TIBC が貯蔵鉄量以外の炎症や栄養状態に影響を受けることから、体内における鉄の過不足を示す指標ではなく、鉄の造血への利用能力を反映する指標と考えられている[1]。

メディカ出版の おススメ！

7
2020

感染対策&人工呼吸管理のイチオシPICK UP！

最前線の現場から生まれた本当に使える本

循環器　オールカラー

看護師・研修医・臨床工学技士のための
実践!カテーテルアブレーション治療とケア
「カテ室再現会話」とひと目でわかる
「疾患別診断・治療のポイント」で
予習はカンペキ!

■ 中川 義久 監修
　貝谷 和昭/柴田 正慶 編著
●定価(本体4,800円+税)　●B5判 ●288頁
●ISBN978-4-8404-6164-1 web 302020370

手術室で使用する器械の基本を網羅した一冊

手術・麻酔　オールカラー

オペナーシング2017年秋季増刊
見分け方・使い方・渡し方の
チエとワザがまるわかり!
決定版!
手術室の器械・器具201

■ 山本 千恵 編集
●定価(本体4,000円+税)　●B5判 ●256頁
●ISBN978-4-8404-5885-6 web 130031751

短時間で脳疾患の看護実務がマスターできる

脳・神経　オールカラー

カラービジュアルで見てわかる!
はじめての
脳神経外科看護

オンライン書店 脳・神経看護学
1位獲得!!

■ 近藤 靖子 編著
●定価(本体2,600円+税)　●B5判 ●156頁
●ISBN978-4-8404-4600-6 web 302060310

1分でぜったい必要なことだけ覚えられる!

整形　オールカラー

患者がみえる新しい
「病気の教科書」
かんテキ 整形外科

■ 渡邉 欣忍 編集
●定価(本体3,800円+税)　●B5判 ●504頁
●ISBN978-4-8404-6923-4 web 302080380

装具の特徴と選択のヒント、実例が一冊に!

ストーマ　オールカラー

キー装具と症例で理解する
ストーマ装具選択が
サクサクできる本

■ 熊谷 英子 監修
●定価(本体2,800円+税)　●B5判 ●156頁
●ISBN978-4-8404-5826-9 web 302040270

基礎から手技をビジュアルで学ぶ超入門書

糖尿病　オールカラー

はじめてのフットケア

■ 中西 健史 著
●定価(本体1,800円+税)　●B5判 ●80頁
●ISBN978-4-8404-4452-1 web 302210120

患者サポートの視点で頻回レジメンを理解!

がん看護・ターミナルケア　オールカラー

YORi-SOUがんナーシング2018年増刊
治療も仕事もサポートします!
まるっと副作用対応
がん化学療法のレジメン44
やさしくまなべるBOOK

■ 岡元 るみ子 監修
●定価(本体4,000円+税)　●B5判 ●248頁
●ISBN978-4-8404-6556-4 web 130271859

新生児スタッフ必携書!最新カラー版でさらに充実

小児看護　オールカラー

家族への説明に使える!
イラストでわかる
オールカラー最新2版
新生児の疾患・治療・ケア

■ 楠田 聡 監修
●定価(本体4,200円+税)　●B5判 ●336頁
●ISBN978-4-8404-5790-3 web 302280331

🔷 異常値とその原因

●低値を示す病態

TSAT低値は、造血に使用される血液中の鉄が不足している状態を意味する。よって血清鉄値と同様に、鉄喪失の亢進（出血）、鉄供給の低下（鉄摂取不足）、鉄の体内分布異常（慢性炎症、慢性感染症、悪性腫瘍、妊娠期）などで低値を示す。鉄欠乏以外にも炎症などによる鉄の体内分布異常によってもTSAT値は低値を示すことがあるので注意が必要である。

●高値を示す病態

TSAT高値は血液中に鉄が多く存在している状態、もしくは血液中の鉄が有効な造血に使用されていない状態を示す。よって過剰な鉄剤・輸血の投与以外にも、鉄吸収の増加（原発性ヘモクロマトーシス）、鉄利用の低下（再生不良性貧血、赤芽球癆）、細胞崩壊（溶血性貧血、急性肝炎）によっても高値を呈する。

🔷 検査値からわかることと治療方針

●検査値からわかること

TSAT低値は、鉄欠乏の状態も反映しているが、TSAT算出の際に分子に用いられる血清鉄は、炎症時に生じる鉄の偏在化に伴い低下する[2]ため、TSATが低値を示すケースでは絶対的鉄欠乏と鉄利用障害の2つのまったく異なる病態を想定する必要がある。

TSAT高値は、鉄過剰状態を反映している。TSATが一定以上となると、細胞毒性が強い非トランスフェリン結合鉄が上昇すること[3]も報告されているため、鉄補充により意図的に基準値を超えるようなTSAT高値を維持するのは避けることが望

ましい。

●検査値からみた治療方針

　わが国のガイドライン[4]では、一定以上のフェリチン値（＞100ng/mL）があり、十分な赤血球造血刺激因子製剤（erythropoiesis stimulating agent：ESA）投与下で目標ヘモグロビン（hemoglobin；Hb）値が維持できない症例は、TSAT値により鉄利用状態を確認することが推奨されている。TSAT値低値は、造血に使用される血液中の鉄が不足している状態を示す。フェリチンとは異なり、炎症などによる鉄の体内分布異常によってもTSAT値は低値を示すことがあるので注意が必要である。つまり、貧血を伴い一定以上のフェリチン値（＞100ng/mL）かつ低TSAT値（＜20％）を呈する症例には、鉄補充を考慮する前に鉄利用障害の原因疾患の検索や適切な治療が求められる。よって鉄補充の際には低TSAT値のみを根拠とせず、かならずフェリチン値を含めたほかの鉄バイオマーカーで鉄の過不足を確認したうえでの鉄補充が推奨されている[1]。

患者指導のポイント

　TSAT が低値を示す CKD 患者のイベントへのリスクや生命予後が不良であることが報告されている[5]。このため、鉄補充により TSAT 値を一定以上に維持することが貧血改善やイベント抑制、生命予後が期待できるのではないかとの考え方がある。しかしながら、血清フェリチン値、TSAT 値の検査自体が有する特徴を考慮すると、TSAT 高値維持のみを目的とした鉄補充には問題がある。つまり、鉄利用障害を伴う患者に対して TSAT 高値を維持するために鉄補充を継続すると、高用量の持続的な鉄補充が必要となり、患者は鉄過剰に至る可能性がある。くり返しになるが、TSAT 値のみを基準とした鉄補充は避け、血清フェリチン値にて貯蔵鉄評価も同時に行うことが望ましい。

引用・参考文献

1) Thomas, DW. Guideline for the laboratory diagnosis of functional iron deficiency. Br. J. Haematol. 161 (5), 2013, 639-48.
2) Sukumaran, A. Effects of acute and chronic inflammation on proteins involved in duodenal iron absorption in mice：a time-course study. Br. J. Nutr. 108 (11), 2012, 1994-2001.
3) Brissot, P. et al. Non-transferrin bound iron : a key role in iron overload and iron toxicity. Biochimica Et Biophysica Acta. 1820 (3), 2012, 403-10. (https://doi.org/10.1016/j.bbagen.2011.07.014, 2020 年 4 月閲覧).
4) 2015 Japanese Society for Dialysis Therapy：Guidelines for Renal Anemia in Chronic Kidney Disease. Renal Replacement Therapy. 3, 2017, 36.
5) Koo, HM. et al. The relationship of initial transferrin saturation to cardiovascular parameters and outcomes in patients initiating dialysis. PLoS One. 9 (2), 2014, e87231.

17

トランスフェリン飽和度

18 アルミニウム（Al）

倉田会えいじんクリニック臨床工学部 **加藤基子** かとう・もとこ
倉田会えいじんクリニック臨床工学部 **浦辺俊一郎** うらべ・しゅんいちろう
倉田会／北里大学泌尿器科 /Sen Sok International University 医学部付属病院
血液浄化センター（カンボジア王国）**兵藤透** ひょうどう・とうる

標準値

健常者
- 血清アルミニウム　10μg/L 以下

血液透析患者*
- 血清アルミニウム　10μg/L 以下

*ただし、KDOQI ガイドラインでは＜ 20μg/L[1]

アルミニウム（aluminium：Al）のおもな供給源は飲食物であるといわれている。さらに、Al を含む調理器具を使用した場合には、それらから溶出した Al を摂取する場合もあり、新しい Al のやかんで沸かした水道水は、元の水道水の Al 値（0.02mg/L）に比べて 0.45mg/L と上昇し、約 23 倍もの Al が溶出したとの報告があり[2]、さらに、古いやかんは新しいものより多く溶出し（0.79mg/L）、元の水道水の 40 倍もの Al が溶出したと報告がある[2]。また、医薬品にも Al は含まれており、1970 年代にリン吸着薬として使用されていた制酸薬の Al 製剤が、1992 年に透析患者への使用が禁忌になった経緯がある。

水にも Al は含まれていることから、大量の水を使用する血液透析治療自体が供給源となり得ると考えられるが、当院が使用している原水を管理する寒川浄水場の Al およびその化合物の

表 ● オンライン HDF 患者における透析前後血清 Al 濃度

	オンライン HDF 前希釈 90L 群	オンライン HDF 前希釈 60L 群	オンライン HDF 後希釈群（置換量 15.3 ± 1.3L）
患者数	7 名（男性 6 名、女性 1 名）	7 名（男性 7 名）	7 名（男性 6 名、女性 1 名）
年齢	65.7 ± 6.7 歳	63.1 ± 10.5 歳	54.6 ± 14.6 歳
透析歴	7.6 ± 3.5 年	10.6 ± 5.5 年	7.3 ± 3.1 年
糖尿病	6 名	4 名	2 名
透析前血清 Al 濃度	7 名 $10\mu g/L$ 以下	7 名 $10\mu g/L$ 以下	7 名 $10\mu g/L$ 以下
透析後血清 Al 濃度	7 名 $10\mu g/L$ 以下	7 名 $10\mu g/L$ 以下	7 名 $10\mu g/L$ 以下

濃度は基準値 0.2mg/L 以下の 0.04mg/L（2019 年 8 月現在）
であり、さらにその水が当院の透析用水処理装置によって除去
され、透析用水、透析液ともに $10\mu g/L$ 以下となっていること
から、血液透析治療自体が Al の供給源となる可能性は低いと考え
られる。したがって、2012 年の診療報酬改定以降、日本で
はオンライン血液透析濾過（hemodiafiltration：HDF）治療が
普及し、大量の透析液を置換するようになったが、当院におけ
る慢性維持透析患者 21 名（オンライン HDF 前希釈 90L 群 7
名、オンライン HDF 前希釈 60L 群 7 名、オンライン HDF 後
希釈群 7 名）の透析前および透析後血清 Al 濃度は、全例 $10\mu g/L$
以下であり、透析液の大量置換や置換方法の違いによる血清 Al
値の上昇を懸念する必要はないと考えられる（表）。

🔵 異常値とその原因

　健常者であれば、吸収された AI は尿中から排泄されるが、腎不全患者においては AI を尿中から体外へ排泄することができず、蓄積してしまう。AI の蓄積によって発症するおもな病態は AI 脳症、小球性低色素性貧血、AI 骨症である。Alfrey らは、透析脳症は AI 中毒の症状であると報告[3]し、AI が蓄積すると、透析脳症をひき起こすことが明らかとなった。また、AI はヘモグロビン合成を阻害し、小球性低色素性貧血をひき起こすといわれており[4]、『2015 年版日本透析医学会慢性腎臓病患者における腎性貧血治療のガイドライン』において、赤血球造血刺激因子製剤（erythropoiesis stimulating agent：ESA）低反応性の原因と考えられる因子としてあげられている[5]。

🔵 検査値からわかることと治療方針

　血清 AI 値からでは、骨や脳といった全身の組織に蓄積している AI の量を知ることはできない。Kausz らは、血清 AI 濃度が 40μg/L 以上であった例の 50.1 % が AI 骨症であったが、40μg/L 未満であった例の 14.2 ％にも AI 骨症を認めたと報告[6]し、Landeghem らも鉄過剰状態の患者では血清 AI 値 30μg/L 未満においても 13 例中 10 例に AI 骨症を認めたと報告している[7]。

　以下は、KDOQI ガイドラインにおける慢性腎臓病患者の AI 蓄積の診断と治療方法である[1]。血清 AI 値が 60 〜 200μg/L であった場合や、AI の蓄積が疑わしい場合は DFO（deferoxamine）負荷試験を行う。DFO 負荷試験とは、DFO を注入する前に血清 AI 測定の採血を行い、体重あたり 5mg/kg の DFO を透析終了 1 時間前から終了まで持続投与し、次回の

透析（中1日）開始前に再び血清 Al 測定の採血を行うことである。DFO 注入前の血清 Al 値と比べて 50μg/L 以上の上昇があれば、陽性と判定する。DFO 負荷試験は血清 Al 値が 60 ～ 200μg/L の患者に対し行うべきとされ、血清 Al 値が 200μg/L 以上の患者へ行うと、血清 Al 値がさらに上昇し、神経障害をひき起こす可能性がある。DFO 陽性であれば DFO による Al 除去治療を施行する。

　DFO 負荷試験による血清 Al 値の上昇が 300μg/L 未満で、DFO 負荷試験による副作用がなかった場合は、体重あたり 5mg/kg の DFO を透析終了1時間前から終了まで持続投与し、44 時間後にハイパフォーマンス膜（ハイフラックス膜）の透析で除去する。

　DFO 負荷試験による血清 Al 値の上昇が 300μg/L 以上、または DFO 負荷試験による副作用がみられた場合は、体重あたり 5mg/kg の DFO を血液透析施行 5 時間前に静注し、ハイパフォーマンス膜の透析で速やかに除去する。

　治療の経過は血清 Al 値を測定して確認する。DFO は鉄のキレート剤であるため、血清フェリチン値と血清鉄の測定も行い、鉄欠乏に注意する。

18

アルミニウム

患者指導のポイント

近年において、透析患者に対する Al 製剤の使用の禁止や透析液の清浄化により、Al 蓄積の危険は減少しているといえる。しかし、Al は飲食物や医薬品など、さまざまなものに含まれている。他院で透析患者と知らずに Al 含有製剤を処方されていたり、薬局で市販されている Al 含有製剤を服用していたりすることもあるため、注意が必要である。また、Al 製の調理器具を使用しないように注意を呼びかけることも有効である。

引用・参考文献

1) National Kidney Foundation. K/DOQI clinical practice guidelines for bone metabolism and disease in children with chronic kidney disease. Am. J. Kidney Dis. 46（4 Suppl 1）, 2005, S70-S78.
2) 飯吉令枝ほか. 血液透析患者における高血清アルミニウム値とその原因. 新潟県立看護短期大学紀要. 2, 1997, 27-31.
3) Alfrey, AC. et al. The dialysis encephalopathy syndrome. Possible aluminum intoxication. N. Engl. J. Med. 294（4）, 1976, 184-8.
4) Touam, M. et al. Aluminium-induced, reversible microcytic anemia in chronic renal failure : clinical and experimental studies. Clin. Nephrol. 19（6）, 1983, 295-8.
5) 日本透析医学会. 2015 年版慢性腎臓病患者における腎性貧血治療のガイドライン. 日本透析医学会雑誌. 49（2）, 2016, 89-158.
6) Kausz, AT. et al. Screening plasma aluminum levels in relation to aluminum bone disease among asymptomatic dialysis patients. Am. J. Kidney Dis. 34（4）, 1999, 688-93.
7) van Landeghem, GF. et al. Low serum aluminum values in dialysis patients with increased bone aluminum levels. Clin. Nephrol. 50（2）, 1998, 69-76.

19 マグネシウム（Mg）／亜鉛（Zn）

倉田会えいじんクリニック臨床工学部 **加藤基子** かとう・もとこ

倉田会えいじんクリニック臨床工学部 **浦辺俊一郎** うらべ・しゅんいちろう

倉田会／北里大学泌尿器科／Sen Sok International University 医学部付属病院
血液浄化センター（カンボジア王国）**兵藤透** ひょうどう・とうる

標準値

健常者

●血清マグネシウム　1.7〜2.4mg/dL（1.4〜2.1mEq/L）[1]

●血清亜鉛　80〜130μg/dL

透析患者

●血清マグネシウム　1.7〜2.4mg/dL（1.4〜2.1mEq/L）[1]

●血清亜鉛　80〜130μg/dL

マグネシウム（magnesium；Mg）は透析液に含まれており、筒井らはMg濃度1.5mEq/Lの透析液から0.5mEq/Lの透析液へ変更して14ヵ月経過すると、透析前の血清Mg濃度は、透析液変更前は2.08〜3.21mEq/L（平均2.53 ± 0.28mEq/L）であったが、変更後14ヵ月目には1.34〜2.44mEq/L（平均1.89 ± 0.25mEq/L）と有意に低下し（p < 0.001）、変更前に標準値以上を示す症例が20例であったのに対し、変更後14ヵ月目には3例となったと報告している[2]。

そこで、当院における慢性維持透析患者21名（オンラインHDF前希釈90L群7名、オンラインHDF前希釈60L群7名、オンラインHDF後希釈群7名）の透析前および透析後の血清Mg値と血清亜鉛（zinc；Zn）濃度を測定した。

表 1 ● オンライン HDF 患者における透析前後血清 Mg 濃度と Zn 濃度

	オンライン HDF 前希釈 90L 群	オンライン HDF 前希釈 60L 群	オンライン HDF 後希釈群（置換量 15.3 ± 1.3L）
患者数	7 名（男性 6 名、女性 1 名）	7 名（男性 7 名）	7 名（男性 6 名、女性 1 名）
年齢	65.7 ± 6.7 歳	63.1 ± 10.5 歳	54.6 ± 14.6 歳
透析歴	7.6 ± 3.5 年	10.6 ± 5.5 年	7.3 ± 3.1 年
糖尿病	6 名	4 名	2 名
透析前血清 Mg 濃度	2.4 ± 0.1mg/dL	2.6 ± 0.2mg/dL	2.5 ± 0.3mg/dL
透析後血清 Mg 濃度	2.0 ± 0.1mg/dL	2.1 ± 0.1mg/dL	2.1 ± 0.1mg/dL
透析前血清 Zn 濃度	65.6 ± 11.6μg/dL	64.4 ± 13.9μg/dL	64.3 ± 7.4μg/dL
透析後血清 Zn 濃度	76.7 ± 18.8μg/dL	81.9 ± 19.8μg/dL	78.1 ± 10.9μg/dL

　Mg 濃度はオンライン HDF 前希釈 90L 群で透析前 2.4 ± 0.1mg/dL、透析後 2.0 ± 0.1mg/dL、オンライン HDF 前希釈 60L 群で透析前 2.6 ± 0.2mg/dL、透析後 2.1 ± 0.1mg/dL、オンライン HDF 後希釈群で透析前 2.5 ± 0.3mg/dL、透析後 2.1 ± 0.1mg/dL であり、有意な差はなかった。

　Zn 濃度はオンライン HDF 前希釈 90L 群で透析前 65.6 ± 11.6μg/dL、透析後 76.7 ± 18.8μg/dL、オンライン HDF 前希釈 60L 群で透析前 64.4 ± 13.9μg/dL、透析後 81.9 ± 19.8μg/dL、オンライン HDF 後希釈群で透析前 64.3 ± 7.4μg/dL、

表2 ● 血清 Mg 濃度と相関する高 Mg 血症の症状（文献 1、3 を参考に作成）

血清 Mg 濃度		症状
（mg/dL）	（mEq/L）	
1.7 ~ 2.4	1.4 ~ 2.1	正常値
5 ~ 8	4 ~ 7	嘔気、悪心、嘔吐、頭痛、倦怠感、皮膚の紅潮、徐脈、低血圧
9 ~ 12	8 ~ 10	深部腱反射消失、眠気、低 Ca 血症
> 15	> 12	呼吸抑制、麻痺、完全房室ブロック
> 20	> 16	心停止

透析後 78.1 ± 10.9μg/dL であり、血清 Mg 濃度と同様に有意な差はなかった（表1）。

2012 年の診療報酬改定以降、日本ではオンライン HDF 治療が普及し、大量の透析液を置換するようになったが、治療方法の違いによって透析患者の血清 Mg 濃度、血清 Zn 濃度が変わることはないと考えられる。

異常値とその原因

●高マグネシウム血症

高 Mg 血症の症状と血清 Mg 濃度を表2のようにまとめた[1, 3]。通常、摂取された Mg は腎臓から排泄されるが、腎不全患者においては Mg を排泄することができず、高値となりやすい。多くは医原性で、制酸薬、緩下薬である酸化 Mg などを服用している腎不全例に多いといわれている[4]。

●低マグネシウム血症

慢性的な下痢や長期の利尿薬使用、低栄養などによる Mg の摂取や吸収低下、副甲状腺機能亢進症に対する副甲状腺摘出術、

急性膵炎などにより、体内 Mg 分布の変化がみられた場合に起こるといわれている[4,5]。欠乏症状は血清 Mg 濃度 1mg/dL 以下で生じやすく、神経筋症状（人格変化、抑うつ、せん妄、失語、筋力低下など）、心血管症状が起こる。

●亜鉛欠乏症

　Zn 欠乏症の症状として、腸性肢端皮膚炎、口内炎、舌炎、下痢などの腹部症状、創傷治癒遅延、免疫能低下、精神症状、味覚症状などがある。Zn の摂取はおもに食物からであるため、栄養状態の悪い場合や長期の静脈栄養法を施行している場合は、Zn 欠乏になりやすい。向精神薬、抗不整脈薬、降圧薬、抗菌薬、抗がん薬のなかには、SH 基（スルフヒドリル基）や COOH 基（カルボキシル基）、NH_2 基（アミノ基）を化学構造に含むものがあり、これらは Zn のキレート作用を有する可能性がある。褥瘡が重症な場合、血清 Zn 濃度が低値を示すことは多いといわれている[6]。また、Zn 欠乏は、『2015 年版日本透析医学会慢性腎臓病患者における腎性貧血治療のガイドライン』において、赤血球造血刺激因子製剤（erythropoiesis stimulating agent：ESA）低反応性の原因と考えられる因子としてあげられている[7]。

🔖 検査値からわかることと治療方針

●高マグネシウム血症

　Mg 含有製剤の服用の有無を確かめ、服用している場合は中止する。重症な場合には、Mg 作用に拮抗させるためカルシウム（calcium：Ca）製剤を静注する。腎不全では血液透析による除去が確実である[4]。

●低マグネシウム血症

　症状がなければ経口投与、重症な場合は静注投与して Mg を補給する。低 Mg 血症は副甲状腺ホルモン（parathyroid hormone：PTH）分泌低下、作用減弱による低 Ca 血症を起こす [4] ことも知られているため、そのほかの電解質濃度異常にも注意し、必要があれば治療を行う。

●亜鉛欠乏症

　Zn は「個体間の変動幅が個体内変動幅より大きく、基準範囲の幅は主として個体間変動幅を反映している」生体の典型例といわれている [8]。血清 Zn 濃度が標準値であっても、Zn 欠乏症の症状がみられる場合は、Zn 欠乏症治療を行い、経過を観察する必要がある。大部分の Zn 欠乏症は Zn 補充療法で比較的容易に治癒するといわれている [8]。そのため、Zn 含有製剤を経口投与すればよい。また、Zn のキレート作用を有する薬剤を使用していないかどうかを確認し、使用している場合は中止する。

患者指導のポイント

　Mg も Zn も食物の摂取によって生体に吸収されるため、栄養状態の悪い高齢者などは低 Mg 血症や Zn 欠乏症に注意する必要がある。また、服用する薬剤によって高 Mg 血症や Zn 欠乏症になる場合があるため、他院や薬局で薬を内服するようになったら報告するよう患者へ指導することも大切である。

引用・参考文献

1) Kontani, M. et al. Hypermagnesemia induced by massive cathartic ingestion in an elderly woman without pre-existing renal dysfunction. Intern. Med. 44 (5), 2005, 448-52.

2) 筒井信博ほか. 低マグネシウム透析液長期使用の検討. 日本透析療法学会雑誌. 20 (2), 1987, 117-20.

3) Onishi, S. et al. Cathartic-induced fatal hypermagnesemia in the elderly. Intern. Med. 45 (4), 2006, 207-10.

4) 沼部敦司. 専門医部会シリーズ：内科医に必要な救急医療：電解質異常. 日本内科学会雑誌. 101 (6), 2012, 1698-707.

5) 磯﨑泰介ほか. マグネシウム・微量元素の代謝異常. 日本内科学会雑誌. 95 (5), 2006, 846-52.

6) 奥本真史ほか. 微量元素欠乏における問題点の考察：セレン欠乏, 亜鉛欠乏の症例経験から. 日本農村医学会雑誌. 60 (4), 2011, 548-54.

7) 日本透析医学会. 2015年版慢性腎臓病患者における腎性貧血治療のガイドライン. 日本透析医学会雑誌. 49 (2), 2016, 89-158.

8) 倉澤隆平ほか. 亜鉛基礎研究の最前線と亜鉛欠乏症の臨床. Biomedical Research on Trace Elements. 21 (1), 2010, 1-12.

20 血糖（Glu）

日本大学医学部腎臓高血圧内分泌内科主任教授 阿部雅紀 あべ・まさのり

標準値

健常者
- 空腹時血漿血糖　70 ～ 109mg/dL

透析患者
- 空腹時血漿血糖　70 ～ 109mg/dL

保存期 CKD 患者
- 空腹時血漿血糖　70 ～ 109mg/dL

　一般に、血糖値として測定されるのは血中グルコース濃度のことである。とくに記載のない場合には静脈血漿値を示す。グルコースは生体内では食事による摂取と肝臓で放出される一方で、筋肉や赤血球での消費のほか、おもに中枢神経系のエネルギーとして消費される。このグルコースの供給と消費のバランスにより血糖値は規定され、健常人の場合は食前～食後を含め、70 ～ 139mg/dL と比較的狭い範囲で維持されている。透析患者において血糖コントロールを行うことは、網膜症、神経障害などの細小血管症の進展抑制だけでなく、大血管症や感染症の発症を抑制し、予後を改善することが期待できるので重要である[1]。糖代謝異常の判定区分と判定基準を図1に、糖尿病の臨床診断のフローチャートを図2に示す[2]。透析患者ではHbA1cは偽低値となり、血糖コントロール状態を正確に評価できない（124 ページ参照）。つまり、透析患者では糖尿病と診断される

①空腹時血糖値≧ 126mg/dL ② 75gOGTT で2時間値≧ 200mg/dL ③随時血糖値≧ 200mg/dL ④ HbA1c ≧ 6.5%		①～④のいずれかが確認された場合は「糖尿病型」と判定する。
⑤空腹時血糖値＜ 110mg/dL ⑥ 75gOGTT で2時間値＜ 140mg/dL		⑤および⑥の血糖値が確認された場合は「正常型」と判定する。

上記の「糖尿病型」「正常型」いずれにも属さない場合は「境界型」と判定する。
つまり、「境界型」とは、空腹時血糖値 110 ～ 125mg/dL、75gOGTT 2時間値 140 ～ 199mg/dL の場合となる。

図1 ● 糖代謝異常の判定区分と判定基準（文献2 p21 より改変）

べき患者において、血糖値は糖尿病型の基準を満たすが、HbA1c は6.5%未満の場合があり得る。このため、透析患者では血糖検査（空腹時、随時、または75g 経口ブドウ糖負荷試験）を反復することにより、糖尿病診断を行う必要がある。

血糖測定の検体には静脈血漿、静脈全血、毛細血管全血の3種類がある。採血後検体を放置しておくと赤血球がブドウ糖を消費するため、血糖値は低下する。そのため、血糖測定用採血管（静脈血漿用）には、赤血球による解糖を阻止するためフッ化ナトリウムが添加されている。ただし、解糖阻止作用が発揮されるのには2時間を要する（血糖値は2時間まで低下し、その後安定する）ため、採血後1時間以内（可能な限り速やかに）に血漿分離することが望ましい。毛細血管全血は病棟や透析室で簡易血糖測定器を使用して測定する方法で、血糖自己測定（self-monitoring of blood glucose；SMBG）もこの方法で行われる。

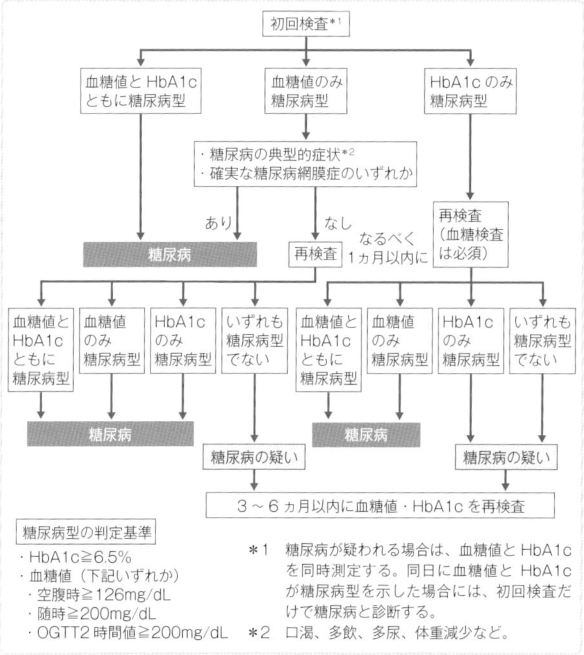
初回検査*1
血糖値とHbA1cともに糖尿病型
血糖値のみ糖尿病型
HbA1cのみ糖尿病型
・糖尿病の典型的症状*2
・確実な糖尿病網膜症のいずれか
あり
なし
糖尿病
再検査
なるべく1ヵ月以内に
再検査（血糖検査は必須）
血糖値とHbA1cともに糖尿病型
血糖値のみ糖尿病型
HbA1cのみ糖尿病型
いずれも糖尿病型でない
血糖値とHbA1cともに糖尿病型
血糖値のみ糖尿病型
HbA1cのみ糖尿病型
いずれも糖尿病型でない
糖尿病
糖尿病の疑い
糖尿病
糖尿病の疑い
3～6ヵ月以内に血糖値・HbA1cを再検査
糖尿病型の判定基準
・HbA1c≧6.5%
・血糖値（下記いずれか）
・空腹時≧126mg/dL
・随時≧200mg/dL
・OGTT2時間値≧200mg/dL
＊1 糖尿病が疑われる場合は、血糖値とHbA1cを同時測定する。同日に血糖値とHbA1cが糖尿病型を示した場合には、初回検査だけで糖尿病と診断する。
＊2 口渇、多飲、多尿、体重減少など。

図2 ● 糖尿病の臨床診断のフローチャート（文献2 p23より改変）

一般に測定法に関係なく、血糖値は静脈全血≤静脈血漿<毛細血管全血（末梢でのブドウ糖消費のため）となる。

異常値とその原因

血糖値の調節には、血糖を低下させるインスリンと血糖を上昇させるカテコールアミン（カテコラミン）、グルカゴン、成長ホルモン、コルチゾールなどのインスリン拮抗ホルモンのバラ

ンスにより血糖値はコントロールされている。

　透析診療の現場においては、空腹時血糖値の測定は通常行われず、透析開始時に採血されるのが一般的である。これまでの透析患者における血糖値と生命予後を比較した多くの研究でも空腹時血糖値ではなく、随時血糖値（透析開始前随時血糖値）で解析がなされている。そのため、『血液透析患者の糖尿病治療ガイド 2012』では、透析前血糖値あるいは随時血糖値を血糖コントロール指標として暫定的に採用することが適切であると判断された[1]。一般的には、午前透析患者の透析開始時刻は朝8時30分〜9時ごろで、朝食後1〜2時間のため、血糖値はもっとも高値となる時間帯である。食後血糖値は摂食後の時間、食事内容によっても変動するという問題点はあるが、大血管症の発症にも病因的関与が指摘されるなど、糖尿病コントロール指標としての利点も有すると考えられている。

　イコデキストリン含有腹膜透析液を使用している場合、イコデキストリンが代謝されマルトースとなり、血液中のマルトース濃度が上昇し、一部の血糖測定器および試験紙では、グルコースへの特異性が低く、マルトースに反応して、見かけ上の血糖測定値が上昇し（偽高値）、インスリンが過量投与された報告がある。補酵素としてピロロキノリンキノン（PQQ）を使用したグルコース脱水素酵素法（GDH-PQQ）、もしくはglucose-dye-oxidoreductase法を使用している血糖測定器および試験紙は使用しない。また、補酵素としてフラビンアデニンジヌクレオチド（FAD）を使用したグルコース脱水素酵素法（GDH-FAD）による一部の血糖測定器および試験紙にも使用できないものがある。イコデキストリン液の使用中止後2週間までは、実際より高い血糖値を示す可能性がある。そのため、

マルトースの影響を受けない測定器を使用する必要がある。その際、血糖測定器および、試験紙両方の確認が必要である。また、マルトースを含む輸液中の患者も同様の機序で偽高値を示す。

🔹 検査値からわかることと治療方針

透析前血糖値（食後平均約2時間値）の平均値と生命予後との関係を解析したわが国の報告によると、透析前血糖値180mg/dL 以上の群で180mg/dL 未満の群に比較し、生命予後は有意に不良になるとされている[3]。また、米国で行われた糖尿病透析患者を対象に随時血糖値と生命予後の関係を6年間追跡した観察研究では、平均随時血糖値 150 ～ 175mg/dL 群を基準に評価すると、200mg/dL 以上の群で生命予後が有意に不良と報告されている[4]。これらの結果から、血糖コントロールの暫定的目標値として、随時血糖値（透析前血糖値）180 ～ 200mg/dL 未満が推奨されている[1]。

インスリン製剤使用患者では毎回、透析開始時および終了時に、簡易血糖測定器（デキスター）で血糖値を測定することが推奨されている。経口血糖降下薬を使用中の場合で、血糖コントロールが安定していれば透析前血糖値を週1回測定し、薬物療法を行わずに食事療法のみで良好な血糖コントロールが得られている場合は、最低1ヵ月に1回測定することが推奨されている[1]。

著明な高血糖や低血糖を認めた場合は、緊急の対処が必要となる。透析患者は無尿のため、高血糖を来した場合は、脱水にはならず糖尿病ケトアシドーシス（diabetic ketoacidosis：DKA）に至ることはまれであるが、600mg/dL 以上の高血糖

20

血糖

を認める場合は DKA の合併を考慮し、血液ガス分析および血清カリウム値の測定、さらに可能な施設であれば血中ケトン体の測定を行う。DKA と診断された場合は緊急の入院治療が必要となる。

　血液透析開始時に血糖値 60mg/dL 未満、あるいはそれ以上でも明らかな低血糖症状を認める場合には、緊急の処置を要する。経口摂取が可能な場合は 5 〜 10g のブドウ糖を摂取させ、経口摂取が不可能な場合は 50％グルコース注射液（10g ブドウ糖含有）を透析回路静脈側より 1 分間程度で注入する。以後 30 分または 1 時間ごとに血糖値を測定し、60mg/dL 未満の場合は上記の処置をくり返す。透析終了時に低血糖を認めた場合でも同様の処置を行い、血糖値の上昇を確認したうえで透析回路を離脱する。

　低血糖症状は、より早期にみられる自律神経症状と、それ以降に出現する中枢神経症状とがある。自律神経症状は、低血糖に対する交感神経刺激（カテコールアミン分泌）によるものであり、冷汗、動悸、手指振戦、高度の空腹感などがある。それらの症状があっても適切な処置が行われないか、より高度の低血糖を起こした場合には、中枢神経の糖欠乏症状である、頭痛、異常行動、けいれん、意識障害、昏睡などの中枢神経症状が起こる。糖尿病透析患者では、自律神経障害を高頻度に合併していることや、グルカゴンなどの血糖上昇ホルモンの反応が低下していることが多く、低血糖時に自律神経症状を欠き、急激に意識障害に至ることがあるため（無自覚性低血糖）、注意を要する。

患者指導のポイント

　血液透析患者は一般的には医療機関へ週3回通院しているため、血糖値を測定する機会は非透析患者に比して多く、この利点を利用することで、血糖コントロールをより正確に把握することが可能になる。血糖値はインスリン製剤や経口血糖降下薬で低下するが、そのほか運動やストレス、感染症など、多くの因子で血糖値は変動する。同程度のグリコアルブミン（glycoalbumin；GA）値あるいはHbA1c値であっても、高血糖と低血糖など乱高下を生じている症例や変動の少ない安定した症例もある。血糖値は採血時の瞬間値であり、異常値を呈した場合は、その理由を十分検討したうえで今後の治療対策を考える。一般的に高齢者では低血糖の自覚症状が軽微であることが多く、典型的な症状以外に、落ち着かない、力が入らない、認知症様症状、うつ症状などが低血糖の症状であることも少なくない。そのような症状の早期発見や、薬物治療のみならず、血糖コントロールを改善するための生活習慣指導、足病変の早期発見、栄養状態の評価を行うことも重要である。低血糖を回避しつつ生命予後の向上を目指して、随時血糖値（透析前血糖値）、GA値などを総合的に判断しながら血糖コントロールを行う必要がある。

20

血糖

● 引用・参考文献

1）日本透析医学会. 血液透析患者の糖尿病治療ガイド2012. 日本透析医学会雑誌. 46（3）, 2013, 311-57.
2）日本糖尿病学会編・著. "診断". 糖尿病治療ガイド2018-2019. 東京, 文光堂, 2018, 19-27.
3）Shima, K. et al. Stringent glycemic control prolongs survival in diabetic patients with end-stage renal disease on haemodialysis. Nephrology (Carlton). 15（6）, 2010, 632-8.
4）Ricks, J. et al. Glycemic control and cardiovascular mortality in hemodialysis patients with diabetes : a 6-year cohort study. Diabetes. 61（3）, 2012, 708-15.

日本大学医学部腎臓高血圧内分泌内科主任教授 阿部雅紀 あべ・まさのり

標準値

健常者
- HbA1c　4.6 ～ 6.2%
- GA　11 ～ 16%
- フルクトサミン　210 ～ 290μmol/L

透析患者
- HbA1c　4.6 ～ 6.2%[*1]
- GA　11 ～ 16%[*2]
- フルクトサミン　210 ～ 290μmol/L[*2]

保存期 CKD 患者
- HbA1c　4.6 ～ 6.2%[*1]
- GA　11 ～ 16%[*3]
- フルクトサミン　210 ～ 290μmol/L[*3]

＊1　ESA を使用している場合は低値を示す。
＊2　ネフローゼ症候群、腹膜透析患者では低値を示す。
＊3　ネフローゼ症候群では低値を示す。

●グリコヘモグロビン

　ヘモグロビン・エイワンシー（HbA1c）とは、ヘモグロビン（hemoglobin；Hb）にグルコースが結合した糖化ヘモグロビン（グリコヘモグロビン）のことである。HbA1c の生成量は血中グルコース濃度に依存し、赤血球寿命の約 120 日間に血糖

値に応じて緩徐に生成されるため、過去 1 ～ 2 ヵ月の平均的な血糖コントロールの指標となる。一般の糖尿病診療においては血糖コントロール状態を評価する指標として頻用され、血糖値と組み合わせることで糖尿病の診断にも用いられている。健常者の基準値は 4.6 ～ 6.2％である。保存期 CKD 患者では、腎性貧血を認め、赤血球造血刺激因子製剤（erythropoiesis stimulating agent：ESA）を使用している場合、HbA1c は低値を示す。血液透析患者、腹膜透析患者においても同様に、腎性貧血を認め、ESA を使用している場合、HbA1c は低値を示す。

● **グリコアルブミン、フルクトサミン**

血清蛋白質、とくに生体内の比較的半減期の長い Hb やアルブミン（albumin：Alb）などは、血液中に存在する時間と血糖値に依存してグルコースと結合し、糖化蛋白質を生成する。生成された糖化蛋白質は、側鎖結合がフルクトース構造をとるためにフルクトサミンと呼ばれる。このように、フルクトサミンとは本来は血清中にある全蛋白質中の糖化蛋白質の総称であり、これにはグリコアルブミン（glycoalbumin：GA）や HbA1c を含んでいるので、単一蛋白分画の糖化蛋白質とは異なる。

GA は血清 Alb の糖化産物であり、フルクトサミンの主成分でもある。フルクトサミンは半減期が約 14 日、GA は約 17 日であり、いずれも約 2 ～ 4 週間の平均血糖値を反映する。

GA とフルクトサミンの臨床的意義はほぼ同一であり、いずれか一方を測定すればよいが、フルクトサミンは測定が簡便であるため、GA よりも先に実用化された。しかし、現在ではより特異的な GA の測定が一般化しており、フルクトサミンは 2006 年以降保険適用外となった。

健常者の GA の基準値は 11 ～ 16％で、フルクトサミンの基

表 1 ● HbA1c、GA、フルクトサミンの比較

	半減期	血糖値を反映する期間	基準範囲
HbA1c	30 日	約 1 〜 2 ヵ月	4.6 〜 6.2%
GA	17 日	約 2 〜 4 週間	11 〜 16%
フルクトサミン	14 日	約 2 〜 4 週間	210 〜 290μmol/L

準値は 210 〜 290μmol/L である。保存期 CKD 患者の場合、ネフローゼ症候群の状態では尿中蛋白排泄量が増加し、低 Alb 血症となっているため、血中 Alb 半減期が短縮し、GA、フルクトサミンともに低値を示す。腹膜透析患者においては腹膜透析液中へ Alb が喪失するため、ネフローゼ症候群と同様、血中 Alb 半減期が短縮し、GA は低値を示す。無尿の血液透析患者では、HbA1c に比較し GA のほうが血糖コントロール状態を正確に反映する。各指標の比較を表 1 に示す。

💧 異常値とその原因

●グリコヘモグロビン

透析患者の HbA1c は血糖値以外の腎性貧血、ESA に影響を受けて、明らかに低値傾向を示す。わが国の多くの透析患者は ESA による治療を受けている。さらに、赤血球寿命は通常 120 日であるが、透析患者の場合は 60 日程度に短縮されている。そのため ESA 投与および赤血球寿命の短縮、血液透析時の失血などにより、網状赤血球（幼弱赤血球）比率の上昇により、血糖値の低下がないにもかかわらず HbA1c は低下することになる[1]。血液透析で ESA 投与を受けている患者では、HbA1c が見かけ上 30％程度低値を示すことが報告された[2]。腎機能正常

表2 ● HbA1c 値が平均血糖値を正しく反映しない場合
（文献 4 p11 より改変）

HbA1c 値が高め	HbA1c 値が低め	どちらにもなりうるもの
・急速に改善した糖尿病 ・鉄欠乏状態	・ESA で治療中の腎性貧血 ・透析 ・急激に発症・増悪した糖尿病 ・鉄欠乏性貧血の回復期 ・溶血（赤血球寿命の短縮） ・失血後（赤血球生成亢進） ・輸血後 ・肝硬変	・異常ヘモグロビン症

糖尿病患者の HbA1c 10.0％が、透析患者では 7.0％に相当することになる。したがって、『血液透析患者の糖尿病治療ガイド 2012』では、血液透析患者の血糖コントロール指標として、HbA1c は参考値としての使用で、貧血、ESA 投与量、血清 Alb 値に影響を受けない GA が、中～長期的な血糖コントロール指標として推奨されている[3]。

　腎不全で血清尿素窒素（blood urea nitrogen：BUN）が 50mg/dL 以上になると、尿素から生じるシアン酸によりカルバミル化 Hb が生成されて、測定法（HPLC 法）によっては HbA1c の偽高値を示すことがある。HbA1c が平均血糖値を正しく反映しない場合を表2に示す[4]。

●グリコアルブミン、フルクトサミン

　GA の半減期は約 17 日であるため、過去 2～4 週間と比較

的短期間の平均血糖値を反映する。このため GA は、血糖値の変動幅が大きい糖尿病患者や Hb 濃度の変動が顕著な妊婦の糖尿病コントロール、薬物療法やインスリン投与を行っている患者の治療経過を追ううえで有用である。また、HbA1c で測定した場合に異常値を呈するような疾患（溶血性貧血、失血後、鉄欠乏性貧血の回復時などのように偽低値の場合と、カルバミル化 Hb の存在、乳び血症、高ビリルビン血症などのように偽高値の場合）では、GA やフルクトサミンが有用である。ただし、フルクトサミンは糖化蛋白質の濃度を表す検査であるため、血清蛋白濃度の影響を直接的に受け、低蛋白血症では低値を示すため注意が必要となる。一方、GA は総 Alb に占める比率であるので、血清総蛋白濃度の影響は比較的少ない。

　血清 Alb の代謝速度が変化する病態では GA は異常値を呈する。ネフローゼ症候群、腹膜透析患者、甲状腺機能亢進症のように、Alb の半減期が短縮している病態では GA は低下傾向を示す。一方、甲状腺機能低下症では GA は上昇傾向を示し、肝硬変では Alb 産生が低下するため GA はやや上昇する。

🩺 検査値からわかることと治療方針

　一般の糖尿病診療においては、血糖コントロールの中〜長期的指標として HbA1c 値が用いられているが、透析患者では HbA1c は明らかに低値となる。このような背景のもと、HbA1c に代わる有用な血糖コントロール指標が模索され、赤血球寿命や ESA 投与、血清 Alb 値などの影響を受けない GA の有用性が提唱され、『血液透析患者の糖尿病治療ガイド 2012』では、血液透析患者の血糖コントロール指標としては GA 値を用いることになった[3]。わが国からの報告で、糖尿病透析患者におい

て、心血管イベントの既往歴のない GA 20.0％未満の群では、それ以上の群に比較し有意に生命予後が良好であった[5]。そのため、心血管イベントの既往歴のない症例では、GA 20.0％未満が目標値として設定された。しかし、心血管イベントの既往歴を有する症例や、低血糖が生じやすい症例（1型糖尿病やインスリン注射を行っている症例）では、GA 20.0％未満を目指した場合、低血糖発症頻度が増加するリスクが高く、生命予後の改善効果は期待できない。したがって、これらの対象にはコントロール基準を緩め、GA 24.0％未満が推奨されている[3]。

　GA は 1 ヵ月に 1 回の測定が推奨されている。また、糖尿病の既往がない場合でも、透析患者の高齢化や透析歴の長期化に伴い、透析導入後に 2 型糖尿病を新規に発症することがあるため、スクリーニングとして少なくとも年に 1 回は透析前血糖値と GA を測定することが推奨されている[3]。そのため、症例に応じた GA の目標値を設定し、高値であれば血糖コントロールが増悪していると判断できるため、食事療法や治療薬の見直しを行う必要がある。一方で、糖尿病性腎症から透析導入となり、まだ尿量が保たれているネフローゼ状態の場合は、GA が低値を示すため、平均血糖値との間に乖離が起こる。

患者指導のポイント

　糖尿病患者の血糖コントロールは食事療法が基本であるため、患者個々に合わせた食事指導を行っていく必要がある。透析患者の場合、一般の糖尿病治療とは異なり、「低ければ低いほどよい」という考えかたはあてはまらず、栄養状態が悪い、低血糖におちいりやすい、心血管疾患の既往がある場合など、個々の病態に適した血糖管理目標値を設定する必要がある。また、HbA1c、GA ともに偽高値や偽低値となる病態もあるため、血糖値と組み合わせて血糖コントロール状況を判断すべきである。

引用・参考文献

1）Abe, M. et al. Haemodialysis-induced hypoglycaemia and glycaemic disarrays. Nat. Rev. Neplhrol. 11（5），2015, 302-13.

2）Inaba, M. et al. Glycated albumin is a better glycemic indicator than glycated hemoglobin values in hemodialysis patients with diabetes：effect of anemia and erythropoietin injection. J. Am. Soc. Nephrol. 18（3），2007, 896-903.

3）日本透析医学会. 血液透析患者の糖尿病治療ガイド 2012. 日本透析医学会雑誌. 46（3），2013, 311-57.

4）日本糖尿病学会編・著. "糖尿病 疾患の考え方：糖尿病に関する指標". 糖尿病治療ガイド 2018-2019. 東京，文光堂，2018, 10-8.

5）Inaba, M. et al. Impact of atherosclerosis on the relationship of glycemic control and mortality in diabetic patients on hemodialysis. Clin. Nephrol. 78（4），2012, 273-80.

東邦大学医療センター大橋病院腎臓内科教授 常喜信彦 じょうき・のぶひこ
日産厚生会玉川病院透析センター 原田美菜子 はらだ・みなこ

標準値

健常者

- LDL-C　140mg/dL 未満
- non HDL-C　170mg/dL 未満
- HDL-C　40mg/dL 以上

透析患者

- LDL-C　120mg/dL 未満
  （可能ならば100mg/dL 未満）
- non HDL-C　150mg/dL 未満
  （可能ならば130mg/dL 未満）
- HDL-C　40mg/dL 以上

　コレステロールには悪玉コレステロールと善玉コレステロールがあり、総コレステロール（total cholesterol：TC）値は悪玉と善玉を一括して測定した値である。一般的に、LDL コレステロール（low density lipoprotein cholesterol：LDL-C）が悪玉コレステロール、HDL コレステロール（high density lipoprotein cholesterol：HDL-C）が善玉コレステロールと表現される。悪いものが多いこと、よいものが少ないこと、すなわち LDL-C が高いこと、HDL-C が低いことが動脈硬化のリスクになる。

表 ● リスク管理区分別の脂質管理目標値（文献 2 より改変）

治療方針の原則	リスク	脂質管理目標値（mg/dL）		
		LDL-C	HDL-C	non HDL-C
1 次予防	低	< 160	≧ 40	< 190
	中	< 140		< 170
	高	< 120		< 150
2 次予防	冠動脈疾患の既往	< 100 (< 70)*		< 130 (< 100)*

＊家族性高コレステロール血症、急性冠症候群のときに考慮する。糖尿病でもほかのリスク病態（非心原性脳梗塞、末梢動脈疾患 [PAD]、慢性腎臓病 [CKD]、メタボリックシンドローム、主要危険因子の重複、喫煙）を合併する時はこれに準ずる。

　動脈硬化のリスクとして高脂血症と表現されてきたが、このような背景から、高脂血症は脂質異常症として扱われるようになっている。透析患者においても脂質異常症は動脈硬化性疾患の危険因子の一つと考えられている[1]。以下に示す代表的な 2 つのガイドラインでは、異なったスタンスの治療指針を推奨している。

● 脂質異常症診療ガイド 2018 [2]

　日本動脈硬化学会が公開している『動脈硬化性疾患予防のための脂質異常症診療ガイド 2018 年版』（脂質異常症診療ガイド 2018）では、LDL-C、HDL-C、トリグリセライド（triglyceride；TG）の 3 項目について、その診療指針が表記されている。表[2]のごとく、1 次予防、2 次予防に分類し、1 次予防についてはリスクを 3 段階に分けることで LDL-C、HDL-C、non HDL-C の目標値を設定している。仮に冠動脈疾患のない患者であった場合、慢性腎臓病（chronic kidney disease：CKD）

はもっとも高リスクの群にあてはめて診療目標値を設定することが推奨されている。ただしこの目標値は、絶食下の空腹時採血で、かつ高 TG 血症がないことが条件となる。非絶食下の透析前に採血を実施することが多い非透析患者では、non HDL-C を参考に管理することも考慮する。透析患者の目標値は、LDL-C で 120mg/dL 未満、non HDL-C で 150mg/dL 未満である。すなわち、わが国のガイドラインでは、目標値を設定した"targets to treat（目標に向けた治療実現）"のスタンスの推奨をしている。

● KDIGO ガイドライン[3]

欧米、オーストラリアの各ガイドライン機構が中心となって共通した国際的腎臓病ガイドラインを構築するために、2003年に正式に設立された『KDIGO(kindney disease : improving global outcome)』からは、2014 年に CKD 患者の脂質値が公開されている。新規 CKD 患者（透析患者あるいは腎移植例を含む）に対する脂質プロフィール（TC、LDL-C、HDL-C、TG）の評価を行うことが推奨されていることは、わが国の『脂質異常症治療ガイド 2013』と同一である。しかしながら、治療では、50 歳以上で推算糸球体濾過量（estimated glemerular filtration rate；eGFR）60mL/min/1.73m^2 未満、慢性透析療法、腎移植未導入の患者に対するスタチン、あるいはスタチン＋エゼチミブの併用が推奨されているものの、目標値は設定されていない。"fire and forget"のスタンス、すなわち目標値よりも薬物を使用すること自体を推奨している。

また、透析が必要な（dialysis-dependent）CKD 患者に対して、新規にスタチンあるいはスタチン＋エゼチミブ治療を開始することは推奨されていないが、すでにスタチンあるいはス

タチン＋エゼチミブ治療を実施中の成人患者の透析導入期における、これらの薬物治療継続が推奨されている。

●透析患者の目標値

　複数のガイドラインを参考に、総合的に判断すると、透析患者のコレステロール目標値は、LDL-C 120mg/dL 未満（可能ならば 100mg/dL 未満）、non HDL-C 150mg/dL 未満（可能ならば 130mg/dL 未満）、HDL-C 40mg/dL 以上が推奨される。

🔵 異常値とその原因

　遺伝性と食餌性および疾患による 2 次的な原因によるものに分類される。透析患者の脂質異常症の特徴は低 HDL-C と高 TG 血症である。したがって、non-HDL-C が増加傾向を示し、LDL-C は正常範囲におさまることもめずらしくない。

🔵 検査値からわかることと治療方針

　透析患者で脂質異常症を認めるときは、まず食事内容の確認から行い、食餌性の要因を排除できるかを考慮する。透析患者ではすでに腎臓病対策として食事療法を行っているケースが多いため、脂質異常症の原因を食事に求める割合はそれほど多くないかもしれない。したがって、スタチンを中心とした加療を積極的に考慮する。ただし、透析患者におけるスタチン介入による脂質異常の改善によって、心血管イベントの効果をみた大規模臨床研究では、有意なイベント発症を抑えている事実はないことを念頭におくべきである。

　一方、慢性炎症や低栄養状態、すなわち PEW（protein-energy wasting）では、脂質値は消耗性に理想値あるいは比較

的低値を示すこともめずらしくない。その診断基準として TC
＜ 100mg/dL があげられていることも付記しておく[4]。この場
合は、動脈硬化性疾患のリスクが低いわけではなく、むしろ慢
性炎症や低栄養をまねく潜在する病態により、リスクが高くな
っている可能性を忘れてはならない。

患者指導のポイント

　２つの目的をもって透析患者のコレステロール値を観察す
るとよい。一つは、急性冠症候群や脳梗塞といった動脈硬化
性心血管疾患発症のリスクを評価する目的である。高い値へ
着目する必要がある。もう一つは、栄養状態の指標としてと
らえ、PEW の評価をする目的である。低い値に着目する。透
析患者では２つの病態が混在することもめずらしくない。コ
レステロール値以外の栄養指標や慢性炎症のデータも参考に
しながら、健康的に低く保たれているのか否かを判断する目
も忘れてはならない。

🔖引用・参考文献

1) Shoji, T. et al. Elevated non-high-density lipoprotein cholesterol(non-HDL-C)
   predicts atherosclerotic cardiovascular events in hemodialysis patients. Clin.
   J. Am. Soc. Nephrol. 6 (5), 2011, 1112-20.
2) 日本動脈硬化学会. "管理目標値". 動脈硬化性疾患予防のための脂質異常症
   診療ガイド 2018 年版. 東京, 日本動脈硬化学会, 2018, 35-9.
3) Wanner, C. et al. KDIGO Clinical Practice Guideline for Lipid Management
   in CKD：summary of recommendation statements and clinical approach to
   the patient. Kidney Int. 85 (6), 2014, 1303-9.
4) Fouque, D. et al. A proposed nomenclature and diagnostic criteria for
   protein-energy wasting in acute and chronic kidney disease. Kidney Int. 73
   (4), 2008, 391-8.

㉓ トリグリセリド（TG）

東邦大学医療センター大橋病院腎臓内科教授 **常喜信彦** じょうき・のぶひこ
日産厚生会玉川病院透析センター **原田美菜子** はらだ・みなこ

📍 標準値

健常者
- TG　150mg/dL 未満

透析患者
- TG　150mg/dL 未満

慢性腎不全の脂質異常症の特徴はトリグリセリド（triglyceride：TG）の上昇とHDLコレステロール（high density lipoprotein cholesterol：HDL-C）の低下である。慢性腎不全では、リポ蛋白リパーゼ作用の低下が超低比重リポ蛋白（very low-density lipoprotein：VLDL）やカイロミクロンレムナントの増加を、肝性リパーゼの低下が中間比重リポ蛋白（intermediate density lipoprotein：IDL）の増加を来す。これらは、いわゆるTG-richリポ蛋白と表現され、血清TG上昇としてとらえられる。また、この上昇したTGとレシチンコレステロールアシル転移酵素（lecithin-cholesterol acyltransferase：LCAT）活性の低下がHDL-Cの低下に寄与していると考えられている。

このような背景から高TG血症が透析患者においても動脈硬化性疾患と強く関連することが予想される。しかしながら、その関連を証明した報告は限られている。ARIC研究のサブ解析

表 ● トリグリセリドの目標値（文献 3 より改変）

治療方針の原則	リスク	脂質管理目標値 (mg/dL)			
		LDL-C	HDL-C	TG	non HDL-C
1 次予防	低	< 160	≧ 40	< 150	< 190
	中	< 140			< 170
	高	< 120			< 150
2 次予防	冠動脈疾患の既往	< 100 (< 70) *			< 130 (< 100) *

＊家族性高コレステロール血症、急性冠症候群のときに考慮する。糖尿病でもほかのリスク病態（非心原性脳梗塞、末梢動脈疾患［PAD］、慢性腎臓病［CKD］、メタボリックシンドローム、主要危険因子の重複、喫煙）を合併する時はこれに準ずる。

では、糸球体濾過量（glomerular filtration rate：GFR）の低下した症例群においても、TG が高いほど冠動脈疾患の発症リスクが高くなることを報告している[1]。また、わが国の透析患者を対象にした研究では、TG が高いほど心筋梗塞発症と関連していることが報告されている[2]。

●脂質異常症診療ガイド 2018[3]

　日本動脈硬化学会が公開している『動脈硬化性疾患予防のための脂質異常症診療ガイド 2018 年版』（脂質異常症診療ガイド 2018）では、LDL コレステロール（low density lipoprotein cholesterol：LDL-C）、HDL-C、TG の 3 項目について、その診療指針が表記されている。表[3] のごとく、1 次予防、2 次予防に分類し、1 次予防についてはリスクを 3 段階に分けることで LDL-C、HDL-C、TG、non HDL-C の目標値を設定している。慢性腎臓病（chronic kidney disease：CKD）は、高リスク群にあてはめて診療目標値を設定することが推奨されてい

る。高リスクにおける TG の目標値は、絶食下（10 ～ 12 時間以上の絶食）の空腹時採血で 150mg/dL 未満に設定されているが、その目標値はリスクの大小にかかわらず同一であることが特徴である。

● KDIGO ガイドライン [4]

欧米、オーストラリアの各ガイドライン機構が中心となっている国際的腎臓病ガイドライン『KDIGO（kindney disease：improving global outcome）』からは、2014 年に CKD 患者の脂質値が公開されている。コレステロールの項（131 ページ）でも述べたが、CKD 患者（透析患者あるいは腎移植例を含む）に対して TG の評価を行うことが推奨されている。しかしながらコレステロール同様に目標値は設定していない。

● 透析患者の目標値

『脂質異常症診療ガイド 2018』[3] を参照し、TG 150mg/dL 未満を推奨する。

🔵 異常値とその原因

前述のごとく、脂質代謝にかかわるリポ蛋白リパーゼ、肝性リパーゼといった酵素の低下により高値を示す。この低下には、尿毒素の直接的影響、ヘパリンの長期反復使用などが関与するといわれている。また、TG 合成亢進を誘導する食事も原因として重要である。高エネルギー、高脂肪、アルコール、高炭水化物などが原因となる。透析患者は原則として食事制限下にあるが、脂質異常症を認めるときには食事の内容を確認する必要がある。また、二次性副甲状腺機能亢進症では、過剰な副甲状腺ホルモンがリポ蛋白リパーゼ、肝性リパーゼを抑制するとともに、遊離脂肪酸の肝臓への輸送を増加させることが、高 TG

血症の一因になる。

検査値からわかることと治療方針

　まず食事内容を確認し、是正することが推奨される。『KDIGO
ガイドライン』では、薬物介入による有益性を示す証拠が不十
分であることから、生活習慣の改善のみが推奨されている。腎
機能正常者の高 TG 血症に対しては、フィブラート系薬が選択
されることが多い。胆汁排泄型であるクリノフィブラートは、
透析患者も慎重投与の範疇で使用が可能である。使用頻度の高
い、腎排泄型のベザフィブラートやフェノフィブラートは透析
患者での使用は禁忌である。また、透析患者を対象として、薬
物介入による高 TG 是正の心血管疾患発症リスクの低下の有無
については確認されていない。

患者指導のポイント

　透析患者における TG 対策はコレステロールに比してあい
まいな部分が多い。より目標が明確になっているコレステロ
ール値を用いて、TG を間接的にでも評価する方法はないので
あろうか。non HDL-C はその候補である。「non HDL-C ＝
TC － HDL-C」(TC；総コレステロール)で算出される。す
なわち、LDL-C に加えて VLDL や IDL といった TG-rich リ
ポ蛋白のもつコレステロールを合計した値である。TG と関連
する動脈硬化性心血管疾患のリスクは、non HDL-C を指標と
することで総合的に評価できる可能性がある。目標値はコレ
ステロールの項(131 ページ)を参照されたい。

引用・参考文献

1) Muntner, P. et al. Traditional and nontraditional risk factors predict coronary heart disease in chronic kidney disease : results from the atherosclerosis risk in communities study. J. Am. Soc. Nephrol. 16 (2), 2005, 529-38.

2) Shoji, T. et al. Elevated non-high-density lipoprotein cholesterol (non-HDL-C) predicts atherosclerotic cardiovascular events in hemodialysis patients. Clin. J. Am. Soc. Nephrol. 6 (5), 2011, 1112-20.

3) 日本動脈硬化学会. "管理目標値". 動脈硬化性疾患予防のための脂質異常症診療ガイド 2018 年版. 東京, 日本動脈硬化学会, 2018, 39-5.

4) Wanner, C. et al. KDIGO Clinical Practice Guideline for Lipid Management in CKD : summary of recommendation statements and clinical approach to the patient. Kidney Int. 85 (6), 2014, 1303-9.

24 エリスロポエチン（EPO）

奈良県立医科大学腎臓内科学教授 鶴屋和彦 つるや・かずひこ

標準値

健常者
- 血中 EPO 濃度　13.5 ～ 27.1mU/mL[1]

血液透析患者
- 血中 EPO 濃度　50mU/mL 以下[2]

腹膜透析患者
- 血中 EPO 濃度　50mU/mL 以下[2]

保存期 CKD 患者 *
- 血中 EPO 濃度　50mU/mL 以下[2]

＊腎性貧血を呈する場合

　エリスロポエチン（erythropoietin；EPO）は、アミノ酸 165 個のポリペプチドに糖鎖がついた分子量約 34,000 の糖蛋白質で、赤芽球系前駆細胞に作用して増殖や分化をすすめ、赤血球造血を促進する。循環血中の EPO の 90％以上が腎臓で産生される。EPO 産生は、酸素の需要供給のバランスで調整され、腎臓の細胞に存在する酸素センサー（hypoxia-inducible factor；HIF、低酸素誘導因子）が作動して、その情報を EPO 産生細胞（尿細管細胞近傍の神経細胞用線維芽細胞）に伝えることで行われている[3]。すなわち、低酸素状態（高地在住、肺疾患など）や貧血におちいると組織の酸素分圧が低下し、その低酸素刺激で腎における EPO 産生が亢進し、赤血球造血が刺激される。一方、

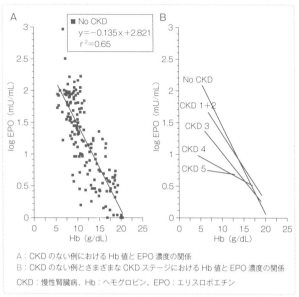

A：CKDのない例におけるHb値とEPO濃度の関係
B：CKDのない例とさまざまなCKDステージにおけるHb値とEPO濃度の関係
CKD：慢性腎臓病、Hb：ヘモグロビン、EPO：エリスロポエチン

図 ● 血中EPO濃度とヘモグロビン値の関係（文献4より引用）

酸素過剰の場合、EPO産生は減少し、赤血球造血は抑制される。
　血中EPO濃度の測定は、生体内での赤血球造血の状態を把握するうえで有用な検査である。一般に、血中EPO濃度と貧血患者におけるヘモグロビン（hemoglobin；Hb）値との間には負の相関関係が成立し、貧血が高度になればなるほど、血中EPO濃度は上昇する（図-A）[4]。慢性腎臓病（chronic kidney disease；CKD）患者では、Hb値の低下に対する血中EPO濃度の上昇反応は鈍化し、CKDステージの進行、すなわち腎機能低下が進行するにしたがって、鈍化の程度は顕著となる

（図 -B）[4]。このことは、CKD では EPO 増加による貧血回復へのフィードバックが十分にかからないことを示している。

異常値とその原因

標準値以上を示す病態としては、貧血を伴う場合は、鉄欠乏性貧血、再生不良性貧血、骨髄異形成症候群など、貧血を伴わない場合は、心疾患や肺疾患などの動脈血酸素分圧（PaO_2）低下を伴う疾患、低換気症候群、高地居住者、多発性嚢胞腎、EPO産生腫瘍などの二次性多血症などが考えられる。

一方、標準値～標準値以下を示す病態としては、貧血を伴う場合は、腎性貧血や anemia of chronic disease（感染症、悪性腫瘍、膠原病など高サイトカイン血症を呈する慢性疾患に伴う貧血）[5]、貧血を伴わない場合は、真性多血症（真性赤血球増加症）が考えられる。

腎機能と血中 EPO 濃度の間には強い相関関係があり、腎機能が廃絶した透析患者における血中 EPO 濃度の測定は、それほど有用ではない。ただし、透析患者で赤血球造血刺激因子製剤（erythropoiesis stimulating agent；ESA）を使用していないにもかかわらず、高 Hb 値が認められる場合は、後天性腎嚢胞内の EPO 産生亢進や EPO 産生腫瘍による EPO の過剰産生状態にある可能性があり、血中 EPO 濃度の測定は有意義である。

検査値からわかることと治療方針

●貧血時の治療選択における血中 EPO 濃度の意義

腎性貧血は、Hb 値の低下に見合った十分量の EPO が産生されないこと（EPO の相対的欠乏）によってひき起こされる貧血で、主因が腎障害以外に求められない場合に診断しうる。CKD

患者の貧血の主因は腎性貧血、すなわち、局所の酸素分圧低下に反応して、近位尿細管近傍間質に存在する線維芽細胞様細胞から産生されるEPOの産生低下による貧血であるが、尿毒症による赤血球造血抑制や赤血球寿命の短縮、栄養障害、慢性炎症、失血などの関与も指摘されている。この鑑別に血中EPO濃度の測定は有用である。すなわち、CKD患者でHb値が10g/dL未満となっても、血中EPO濃度が50mU/mL未満であれば腎性貧血が疑われるが、血中EPO濃度が50mU/mL以上（とくに100mU/mL以上）の場合は、腎臓におけるEPO産生反応は比較的保たれている可能性があり、出血性疾患や再生不良性貧血などの骨髄疾患など、腎性貧血以外の疾患が主病態である可能性を念頭におく必要がある。腎性貧血が疑われる場合は、ESAの投与を開始する。

●血中EPO濃度と予後の関係

　以前より、心不全患者において血中EPO濃度高値が死亡の危険因子であることが報告されている[6, 7]が、近年、健常人やCKD患者において血中EPO濃度が心不全の発症や総死亡などの予後予測因子であることが報告されている。Garimellaら[8]は、70〜79歳の健常人2,488例を対象に血中EPO濃度が心血管合併症におよぼす影響について検討し、EPO濃度が2倍になると心不全発症が25％上昇したことを報告した。また、Grote Beverborgら[9]もPREVEND研究のサブ解析で同様の検討を行い、6,686例の一般住民において血中EPO濃度が新規の心不全発症の独立した危険因子であったことを報告した。

　EPO濃度と死亡リスクの関係についても検討されており、Wagnerら[10]は2型糖尿病合併CKD患者215例を最大7年間観察し、血中EPO濃度がC反応性蛋白（C-reactive protein：CRP）と正相関していたこと、高EPO血症は、総死亡や心血管合併症の独立した予測因子であったことを報告した。同様の検討は腎移植患者においても行われており、Molnarら[11)]は腎移植患者886例を対象に血中EPO濃度の総死亡率におよぼす影響を検討し、さまざまな交絡因子で調整後でも、高EPO血症は総死亡の有意な危険因子であったことを報告した。

また、Fujitaら[12)]は、貧血を伴う2型糖尿病患者339人を対象に、内因性EPO濃度と腎予後との関連を前向きに検討した。その結果、血清EPO濃度（対数変換値）は、年間eGFR低下速度と有意な相関関係（EPO濃度が低下するにしたがって、eGFR低下速度が速い）があり、観察開始時の年齢、性別、eGFR、Hb値などさまざまな交絡因子で補正してもその関係は維持された（β推定値0.93、95％信頼区間0.05-1.81）こと、とくに、鉄欠乏症の患者で顕著であったことを報告した。

患者指導のポイント

　CKD患者における貧血の原因はさまざまで、かならずしも腎性貧血だけではなく、鉄欠乏性貧血や慢性炎症、低栄養などが関与する場合もある。したがって、血中EPO濃度を測定し、Hb値に相当するEPO濃度の上昇が認められるかどうかを確認し、ESAの適応を決定するのが望ましい。EPO濃度の上昇が鈍化している患者では、EPOの産生不足が存在することを説明し、ESA投与の必要性について説明するとともに、Hb値の低下に対してレバーなどの鉄分の多い食材を摂取しても意味がなく、むしろ食塩、カリウム、リンなどの管理において望ましくない場合があることを理解してもらうことが重要である。

引用・参考文献

1) 吉田彌太郎ほか. 血中エリスロポエチン濃度測定の臨床的意義. 臨床血液. 34 (8), 1993, 895-903.
2) 日本透析医学会. 慢性腎臓病患者における腎性貧血治療のガイドライン 2015 年版. 日本透析医学会雑誌. 49 (2), 2016, 89-158.
3) Obara, N. et al. Repression via the GATA box is essential for tissue-specific erythropoietin gene expression. Blood. 111 (10), 2008, 5223-32.
4) Artunc, F. et al. Serum erythropoietin concentrations and responses to anaemia in patients with or without chronic kidney disease. Nephrol. Dial. Transplant. 22 (10), 2007, 2900-8.
5) Weiss, G. et al. Anemia of chronic disease. N. Engl. J. Med. 352 (10), 2005, 1011-23.
6) van der Meer, P. et al. Prognostic value of plasma erythropoietin on mortality in patients with chronic heart failure. J. Am. Coll. Cardiol. 44 (1), 2004, 63-7.
7) George, J. et al. Circulating erythropoietin levels and prognosis in patients with congestive heart failure : comparison with neurohormonal and inflammatory markers. Arch. Intern. Med. 165 (11), 2005, 1304-9.
8) Garimella, PS. et al. Association of Serum Erythropoietin With Cardiovascular Events, Kidney Function Decline, and Mortality : The Health Aging and Body Composition Study. Circ. Heart. Fail. 9 (1), 2016, e002124.
9) Grote Beverborg, N. et al. High serum erythropoietin levels are related to heart failure development in subjects from the general population with albuminuria : data from PREVEND. Eur. J. Heart. Fail. 18. 2016, [Epub ahead of print].
10) Wagner, M. et al. Endogenous erythropoietin and the association with inflammation and mortality in diabetic chronic kidney disease. Clin. J. Am. Soc. Nephrol. 6 (7), 2011, 1573-9.
11) Molnar, MZ. et al. Serum erythropoietin level and mortality in kidney transplant recipients. Clin. J. Am. Soc. Nephrol. 6 (12), 2011, 2879-86.
12) Fujita, Y. et al. Low erythropoietin levels predict faster renal function decline in diabetic patients with anemia: a prospective cohort study. Sci. Rep. 9 (1), 2019, 14871.

福岡腎臓内科クリニック副院長 谷口正智 たにぐち・まさとも

標準値

> **健常者**
> ● intact PTH 　10 ～ 65pg/mL
>
> **血液透析患者**
> ● intact PTH 　60 ～ 240pg/mL *
>
> **腹膜透析患者**
> ● intact PTH 　60 ～ 240pg/mL *
>
> **保存期 CKD 患者**
> ● intact PTH 　10 ～ 65pg/mL

＊あるいは、whole PTH 35pg/mL 以上 150pg/mL 以下の範囲に管理することが望ましい。

　副甲状腺から分泌される副甲状腺ホルモン（parathyroid hormone：PTH）は 84 個のアミノ酸残基で構成される分子量約 9,300 のペプチドホルモンであり、血中カルシウム（calcium：Ca）濃度の低下を感知して合成、分泌される。PTH のおもな標的臓器は骨と腎である（図 1）。骨において、PTH は骨芽細胞に作用して、RANKL（receptor activator of NF-kappa-B ligand）や M-CSF（macrophage colony-stimulating factor）の発現を促進し、破骨細胞の形成と成熟を刺激する。一方、PTH は RANKL のデコイ受容体である OPG（osteoprotegerin）の発現を抑制する。OPG は RANKL 作用

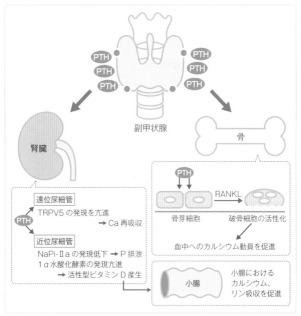

図 1 ● 副甲状腺ホルモンのおもなはたらき
副甲状腺は血中 Ca 濃度の低下を感知して PTH を合成、分泌し、骨および腎に
作用して血中 Ca 濃度を上昇させる。

を阻害する分子であり、OPG が減少することにより、破骨細胞の分化はさらに促される。これらの刺激によって、PTH は骨から血中への Ca 動員を促し、血中 Ca 濃度を上昇させる。

一方、腎において PTH は遠位尿細管における Ca の再吸収促進、さらに近位尿細管における活性型ビタミン D の誘導やリン（phosphorus：P）、重炭酸イオンの排泄促進をもたらす。遠位尿細管管腔側に局在する TRPV5 および 6（transient receptor potential channel 5、6）はともに Ca 輸送体であるが、PTH はこのうち TRPV5 の遺伝子発現を増強させ、腎における Ca 再吸収を亢進させる。また、PTH は近位尿細管における 1α水酸化酵素の発現を亢進することによって、活性型ビタミン D の産生を促す。この活性型ビタミン D は、小腸における Ca、P 吸収を促進する。すなわち、副甲状腺は血中 Ca 濃度の低下を感知して PTH を合成、分泌し、骨および腎に作用して血中 Ca 濃度を上昇させる（図 1）。

異常値とその原因

腎不全における二次性副甲状腺機能亢進症では、腎不全に伴う P 貯留や低 Ca 血症、ビタミン D の欠乏などが相互に作用し、高 PTH 血症（＝二次性副甲状腺機能亢進症）を呈する。これに対し、P や Ca の補正、ビタミン D の補充を行うが、腎不全期が長くなると、すなわち透析歴の長い透析患者では、徐々にこれらの治療に抵抗性を示すようになる。そのおもな原因として、副甲状腺過形成が考えられており、腎不全に伴い、副甲状腺がびまん性過形成、結節性過形成へと進展すると、Ca 感知受容体（calcium-sensing receptor：CaSR）やビタミン D 受容体（vitamin D receptor：VDR）の発現が低下し、細胞外 Ca 濃度やビタミン D を感知できないようになる（質的変化）。さらに細胞数が増加しているため、当然ながら基礎分泌量が増加する（量的変化）[1, 2]。結果として、Ca-PTH 曲線におけるセットポイントは右上方にシフトし、高 Ca 血症下でも PTH 分泌は持続する（＝ PTH の自律性分泌、図 2）。これが透析患者における治療抵抗性のおもな機序である。

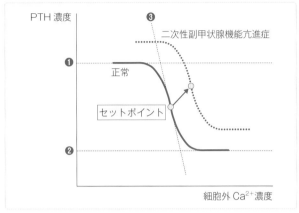

図 2 ● Ca-PTH 相関曲線

Ca-PTH 相関曲線は、セットポイント、PTH 分泌最大速度（❶）、PTH 分泌最低速度（❷）、セットポイントにおける傾き（❸）の 4 つのパラメータから構成される。二次性副甲状腺機能亢進症では、セットポイントが右上方にシフトする。

🖊 検査値からわかることと治療方針

　透析患者における治療の原則は、以下のとおりである。

① 血清 P、Ca 値のコントロールを PTH 値のコントロールより優先すること

② PTH 高値に対して、原則としてカルシミメティクス（シナカルセト塩酸塩、エテルカルセチド塩酸塩、エボカルセト）および活性型ビタミン D を用いて、intact PTH 60 〜 240pg/mL を管理目標としてコントロールする。それぞれの薬剤は、血清 Ca、P 値に対して表のはたらきをもつ。

③ 内科的治療を施行しても、血清 P、Ca、PTH 値を良好にコントロールできない場合は、副甲状腺インターベンショ

表 ● 血清カルシウム、リン値に対する薬剤のはたらき

	PTH	Ca	P
カルシミメティクス	↓	↓	↓
活性型ビタミン D	↓	↑	↑

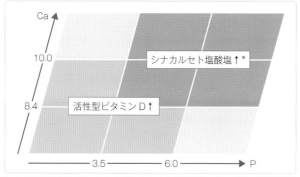

図3 ● 活性型ビタミン D およびシナカルセト塩酸塩の使い分け（文献3より）
＊ PTH 濃度が高値の場合
血清 P、Ca 値が高い場合はシナカルセト塩酸塩を用いることによって、PTH 値とともに血清 P、Ca 値を管理目標値に近づけることができる。逆に活性型ビタミン D は血清 P、Ca 値を上昇させるはたらきがあるため、血清 P、Ca 値が低く PTH 値が高い症例において用いる（「↑」は開始もしくは増量を示す）。

（注：現在はシナカルセト塩酸塩以外にも、エテカルセチド塩酸塩やエボカルセトも同様に用いることができる）

ン療法（副甲状腺摘除術および一部自家移植術、経皮的エタノール注入療法）を検討する。

わが国の『慢性腎臓病に伴う骨・ミネラル代謝異常の診療ガイドライン』（CKD-MBD ガイドライン）[3] では血清 P、Ca 値のコントロールを PTH のコントロールより優先させている。し

たがって、「9分割図」[3]（61ページ参照）と図3[3]を用いたうえでPTH値のコントロールを行う。つまり、二次性副甲状腺機能亢進症患者において、血清P、Ca値が高い場合（血清Ca値≧10.0mg/dL、P値≧6.0mg/dL）はカルシミメティクスを用いることによって、PTH値とともに血清P、Ca値を管理目標値に近づけることができる。逆に活性型ビタミンD₃製剤は血清P、Ca値を上昇させるはたらきがあるため、血清P、Ca値が過剰に上昇しないように、血清Ca値≦10.0mg/dL、P値≦6.0mg/dLの範囲で投与する。難治性の二次性副甲状腺機能亢進症においても、この2つの薬剤を併用することにより、血清P、Ca値を良好に保ちながら、PTH値を管理目標値に保つことが可能になる。これら内科的治療でもPTH値がコントロールできない場合や吐き気の副作用などでカルシミメティクスを十分に服用できない場合は、副甲状腺インターベンション療法を検討する。

患者指導のポイント

❶活性型ビタミンD₃製剤投与の際のポイント

活性型ビタミンD₃製剤投与後は、小腸からのCa、P吸収が亢進するため注意が必要である。具体的には、経口の活性型ビタミンD₃製剤を朝に投与する場合は、朝食時に乳製品を含めたリン含有の多い食物を控えてもらうと、血清P値のコントロールが改善することがある。また静注活性型ビタミンD₃製剤を投与する場合も、投与後数時間は摂食を控えてもらうことで、血清P値が改善する場合がある。とくに夜間透析患者では、透析後に補食する場合があり、注意が必要である。

❷カルシミメティクス投与の際のポイント

　カルシミメティクスのおもな副作用は吐き気である。これに対して、ドンペリドン（ナウゼリン®）やメトクロプラミド（プリンペラン®）などの制吐薬の併用が有効な場合が多い。吐き気が強い場合は、眠前に服用してもらうことで症状が軽減することもある。

❸長期的に良好に PTH をコントロールするためのポイント

　透析歴が長くなると PTH コントロールが増悪することが多く、そのおもな原因として副甲状腺過形成が考えられる。この副甲状腺過形成を防ぐためのポイントは血清 P 値を低く保つことであり、その点においてきちんと患者教育することが重要である。

◆引用・参考文献
1) Tokumoto, M. et al. Reduced p21, p27 and vitamin D receptor in the nodular hyperplasia in patients with advanced secondary hyperparathyroidism. Kidney Int. 62 (4), 2002, 1196-207.
2) Taniguchi, M. et al. Parathyroid growth and regression in experimental uremia. Kidney Int. 69 (3), 2006, 464-70.
3) 日本透析医学会. 慢性腎臓病に伴う骨・ミネラル代謝異常の診療ガイドライン. 日本透析医学会雑誌. 45 (4), 2012, 301-56.

26 1,25 (OH) ₂D₃ (1,25D₃)

$$1,25(OH)_2D_3\ (1,25D_3)$$

甲南会甲南医療センター腎臓内科／副院長 藤森明 ふじもり・あきら

● 標準値

健常者
- 1,25 (OH) ₂D₃　20.0 ～ 60.0pg/mL（SRL）

透析患者
- 標準値は定まっていない

　ビタミン D₃（vitamin D₃：VD₃）は紫外線照射により皮膚で生成されるほか、食物からも供給され、肝臓で 25 位の水酸化を受ける。最終的に腎で 1α 位も水酸化を受け、活性型の 1,25D₃ となる。このため、腎機能の廃絶した透析患者では、薬剤としての活性型 VD₃ の補充がない場合、血中 1,25D₃ 濃度は低値を示す。その結果、腸管からのカルシウム（calcium：Ca）吸収が低下し、低 Ca 血症になりやすい。また、副甲状腺ホルモン（parathyroid hormone：PTH）分泌は刺激されることになる。

　現在、わが国で市販されている経口 VD₃ 製剤はカルシトリオール（1,25D₃）、アルファカルシドール（1α D₃、1α 位のみが水酸化されたプロドラッグで、肝臓で 25 位の水酸化を受けて 1,25D₃ に変換される）、ファレカルシトリオール（1,25D₃ の 26 位および 27 位の水素をすべてフッ素に置換した VD₃ 誘導体）、エルデカルシトール（1,25D₃ の 2β 位にヒドロキシプロピルオキシ基を導入した VD₃ 誘導体）の 4 剤がある。静注製剤としては、カルシトリオールとマキサカルシトール（1,25D₃ の

22 位の炭素を酸素に置換した VD₃ 誘導体）の 2 剤がある。ファレカルシトリオールとマキサカルシトールは二次性副甲状腺機能亢進症（secondary hyperparathyroidism；SHPT）治療目的に開発されたものであり、エルデカルシトールは骨粗鬆症治療に使われている。これら VD₃ 製剤には、ミネラル代謝にかかわる作用以外に、レニン-アンジオテンシン-アルドステロン系を抑制して患者予後を改善する、免疫力を高める、転倒を予防するなど、多面的な作用があるものと期待されている[1]。

透析患者のミネラル代謝管理の目標値は、日本透析医学会の『慢性腎臓病に伴う骨・ミネラル代謝異常の診療ガイドライン』[2] に示されている。管理目標範囲は、血清リン（phosphorus：P）3.5 ～ 6.0mg/dL、補正 Ca 8.4 ～ 10.0mg/dL、intact PTH 60 ～ 240pg/mL であるが、達成しなければならない重要度は P、Ca、intact PTH の順番とされている。そのために、食事療法、十分な透析管理に加えて、P 吸着薬、VD₃ 製剤、シナカルセト塩酸塩などの薬剤が使われている。適切な治療を行っていても Ca 値の管理が困難な場合に 1,25D₃ 測定の意義がある。

透析患者での 1,25D₃ 濃度は一般に低値であることが知られているが、1,25D₃ や 1αD₃ 投与中は、投与量、投与経路、投与から採血までの時間などによって 1,25D₃ 血中濃度は大きく変化する。したがって透析患者の標準値を一概に規定することはできない。常用量（1,25D₃ で 0.25 ～ 0.75μg、1αD₃ で 0.25 ～ 1.0μg）の経口 VD₃ 投与下において、血中 1,25D₃ 濃度が標準値の範囲にまで上昇することは少なく、むしろ標準値のレベルに達する前に血清 Ca が上昇してしまうことが多い。一方、VD₃ 誘導体は体内で 1,25D₃ に変換されないため、血中

濃度に影響を与えない。

🔵 異常値とその原因

ここでは測定感度（5.0pg/mL）以下を低値、健常者での中央値 40pg/mL 以上を暫定的に高値とし、異常値出現のメカニズムを考察する。

● 1,25 (OH) $_2D_3$ 低値

透析患者で VD_3 非投与であれば異常ではない。VD_3 投与中で VD_3 の種類、投与量、半減期などを考慮しても低値にとどまる場合、以下の要因などが考えられる。

① VD_3 を服薬していない。

② VD_3 投与量不足。

③ VD_3 の吸収不良。

④ $1\alpha D_3$ 投与中であるが高度の肝障害のため $1,25D_3$ に変換できない。

● 1,25 (OH) $_2D_3$ 高値

以下の要因などが考えられる。

① $1,25D_3$ 静注療法時の一過性上昇。

②他院からの VD_3 処方。

③処方薬以外の栄養剤あるいは栄養補助食品などからの過剰摂取。

④腎外性の $1,25D_3$ 産生増加（結核、サルコイドーシスなどの肉芽腫性疾患、リンパ腫、成人 T 細胞白血病、全身性紅皮症など）。

🔵 検査値からわかることと治療方針

十分量の VD_3 投与であるにもかかわらず、血中 $1,25D_3$ 濃度

低値の場合、服薬アドヒアランス不良や、VD₃ の吸収障害、1αD₃ の場合には肝での 1,25D への変換障害の可能性が考えられる。この場合には透析室で VD₃ を内服させる、また SHPT が合併の場合には静注 VD₃ 製剤に切り替えるなどの配慮が必要であるが、血清 P 濃度が管理されていることが前提となる。

高 Ca 血症で血中 1,25D₃ 低値は日常臨床上よく遭遇する病態であるが、P 吸着薬を Ca 非含有のものに変更する、または透析液 Ca 濃度を低下させることにより、Ca 負荷を軽減することで対処する。PTH が低値でなければ、Ca 受容体作動薬を投与することも血清 Ca を低下させるのに有効である。

臨床的に問題となるのは、腎外性 1α 水酸化酵素による 1,25D₃ 産生増加が原因の高 Ca 血症で、このとき血中 1,25D₃ 濃度は正常範囲内〜高値である。原疾患の検索とそれに対する治療により血中 1,25D₃ 濃度は低下し、血清 Ca 濃度は正常化する。

患者指導のポイント

VD₃ 製剤は SHPT の予防・治療薬であるが、それ以外にも多面的な作用が期待される薬剤であることを説明し、服薬アドヒアランスの改善を図る。また、他院から内服処方があった場合にはかならず申告することや、サプリメントなどの使用はかならず担当医に相談するよう指導する。

● 引用・参考文献

1) 庄司哲雄ほか. 健康長寿ホルモンとしてのビタミン D. 腎と透析. 25 (3), 2012, 225-33.
2) 日本透析医学会. 慢性腎臓病に伴う骨・ミネラル代謝異常の診療ガイドライン. 日本透析医学会雑誌. 45 (4), 2012, 301-56.

甲南会甲南医療センター腎臓内科／副院長 藤森明 ふじもり・あきら

標準値

血漿レニン活性
- ●臥位　0.3～2.9ng/mL/h（SRL）
- ●立位　0.3～5.4ng/mL/h（SRL）
- ●透析患者　1.5～6.0ng/mL/h

血漿アンジオテンシンII濃度
- ●腎機能正常者　22pg/mL 以下（SRL）
- ●透析患者　15.0 ± 2.5pg/mL

血漿アルドステロン濃度
- ●臥位　29.9～159pg/mL（SRL）
- ●立位　38.9～307pg/mL（SRL）
- ●透析患者　50～100pg/mL

　レニン-アンジオテンシン-アルドステロン(renin-angiotensin-aldosterone：RAA）系は、哺乳類が陸上で生活するために発達した、体液量の恒常性を維持するためにはたらくホルモン系である。体液量が減少すると、腎臓の傍糸球体装置でレニンの分泌が増加し、レニンはアンジオテンシノーゲンをアンジオテンシンIに変換する。さらにアンジオテンシンIは、アンジオテンシン変換酵素（angiotensin-converting enzyme：ACE）によりアンジオテンシンII（angiotensin II：AII）に変換され、強い生理活性をもつようになる。AIIは血管収縮、腎にお

けるナトリウム（natrium：Na）排泄抑制などの作用により血圧を上昇させる作用をもつ。同時に A II は副腎に作用してアルドステロン分泌を刺激する。アルドステロンも腎臓に作用して Na 排泄を減少させ、体液の減少をくい止める作用をもつ。

RAA 系は、体位変化、食事中の水分・塩分の変化などに影響を受けるため、通常絶食で来院してもらい、30 分臥位で安静にした後に採血を行うことが望ましい。また RAA 系に作用する降圧薬にも影響を受けるため、このような降圧薬服用中では値の評価は困難となる。

● レニン

レニンの指標には、血漿レニン活性（plasma renin activity：PRA）と血中活性型レニン濃度があるが、PRA が一般的である。PRA は年齢とともに低下するが、標準値は臥位で 0.3 ～ 2.9ng/mL/h である。透析患者では 1.5 ～ 6.0ng/mL/h と、正常よりわずかに高値を示すことが多いが[1]、明確な標準値は決定されていない。

● アンジオテンシン

A II は血中のアンジオテンシナーゼにより速やかに分解されるため、正確な測定は容易ではない。腎機能正常者の標準値は、22pg/mL 以下であるが、透析患者の明確な標準値は決定されていない。腎不全患者の A II 濃度を測定した報告として、腎機能正常者 20.6 ± 2.4pg/mL に対して、保存期腎不全 15.8 ± 3.6pg/mL、透析患者では透析前 15.0 ± 2.5pg/mL というものがある[2]。

● アルドステロン

血漿アルドステロン濃度（plasma aldosterone concentration：PAC）の標準値は年齢により異なるが、臥位では 29.9 ～

159pg/mL である。透析患者では 50 〜 100pg/mL といわれ
ており、血清カリウム（kalium；K）値と相関して増減を示す
が、明確な標準値は決定されていない。

🖊 異常値とその原因

PRA が異常を示す病態として一般的なものを表に示す。

●レニン

透析患者であっても、血圧管理が非常に困難な症例などでは、
腎血管性高血圧症や原発性アルドステロン症などを疑って精査
を行う必要がある。

●アンジオテンシン

AⅡ異常も基本的にはレニン値の異常と同様の病態で起こ
る。しかし、AⅡの産生にはレニンのほか、レニン基質、ACE、
アンジオテンシナーゼが影響を与える。レニンとAⅡが連動し
ないで異常を示す場合には、ACE 活性異常や ACE 阻害薬の影
響などを疑う。

●アルドステロン

アルドステロンは、RAA 系による調節のほかに、副腎皮質刺
激ホルモン（adrenocorticotropic hormone；ACTH）系によ
る調節、血清 K による調節を受けている。したがって、レニン
分泌の異常以外にもアルドステロン濃度の異常を来す病態があ
る。表の＊で示す疾患はレニンと連動せずに、アルドステロン
濃度が異常となる病態である。アルドステロン／レニン活性
（PAC/PRA）比が 200 を超える場合は、アルドステロンが独
立して過剰産生されている状態であり、原発性アルドステロン
症が疑われる。

表 ● 血漿レニン活性、アルドステロン値と各種疾患

高レニン血症	本態性高血圧症 腎血管性高血圧症 悪性高血圧症（高血圧緊急症） レニン産生腫瘍 バーター症候群 偽性バーター症候群 腎尿細管性アシドーシス
正レニン血症	正レニン性本態性高血圧
低レニン血症	原発性アルドステロン症 偽性アルドステロン症 低レニン性低アルドステロン症 低レニン性本態性高血圧症
高アルドステロン血症	原発性アルドステロン症* 悪性高血圧症（高血圧緊急症） 傍糸球体細胞腫 腎血管性高血圧症 バーター症候群 偽性低アルドステロン症Ⅰ型* 甲状腺機能亢進症 高血圧を呈する長期透析患者
低アルドステロン血症	高血圧性疾患 リドル症候群* コルチコステロン産生腫瘍* 11β-水酸化酵素欠損症* 17α-水酸化酵素欠損症* 偽性低アルドステロン症Ⅱ型* 選択的低アルドステロン症* アジソン病*

*レニンと連動せずに、アルドステロン濃度が異常となる病態。

検査値からわかることと治療方針

透析患者では、RAA系の亢進が認められることが多い。RAA系の亢進は心不全などによる死亡リスクの増大に関連することから、RAA阻害薬（ACE阻害薬、AⅡ受容体拮抗薬〈angiotensin Ⅱ receptor blocker：ARB〉、抗アルドステロン薬など）の効果が期待されている。

●レニン

透析患者では一般に、血中活性型レニン濃度もPRAも透析前には正常より高値となる。腎虚血に伴い残存した傍糸球体装置からのレニン分泌が増加しているものと考えられるが、心血管組織、脂肪組織、結合組織など、腎以外でのレニン産生の可能性もあることが指摘されている。

●アンジオテンシン

透析患者ではAⅡも高値を示すことが多いが、AⅡの増加は交感神経活性の亢進、心血管系組織の増殖・肥大、炎症や酸化ストレス、インスリン抵抗性の増大などにつながる。その結果、心肥大や心血管系疾患のリスクが高まり、生命予後を悪化させる可能性があるとされている。ACE阻害薬やARBは血圧降下だけではなく、AⅡの有害な作用を抑制することにより、心不全などの臓器障害を予防し、予後改善につながると考えられている[3]。

●アルドステロン

アルドステロンも透析患者では増加していることが多いが、アルドステロンもまた、組織に炎症や線維化をもたらし、臓器障害にかかわっているとされている。さらに、血管石灰化にも関与している可能性があり、AⅡ同様にアルドステロンの高値は、予後の悪化に結びつくと考えられている。一方、抗アルド

ステロン薬の使用が心肥大を抑制し、心不全死を減らすことも示されている[4]。

患者指導のポイント

レニン-アンジオテンシン系(renin-angiotensin system；RAS) 阻害薬は単に「血圧の薬」として処方されている場合が多いが、透析患者の死因としてもっとも多い心不全の予防に重要な役割をもっていることを説明し、アドヒアランスが向上するよう努めることが重要である。

🖋️ 引用・参考文献

1) 申曽洙ほか. 長期透析患者の血圧とレニン. 日本腎臓学会誌. 38 (1), 1996, 13-21.

2) Shibasaki, Y. et al. Differential kinetics of Circulating angiotensin Ⅳ and Ⅱ after treatment with angiotensin Ⅱ type 1 receptor antagonist and their plasma levels in patients with chronic renal failure. Clin. Nephrol. 51 (2), 1999, 83-91.

3) 石光俊彦ほか. 透析患者における心血管系危険因子としてのアンジオテンシンⅡの意義. 脈管学. 47 (4), 2007, 383-9.

4) 長瀬美樹. アルドステロン：腎不全における新たな内分泌危険因子. 臨牀透析. 24 (9), 2008, 51-6.

28 β₂ミクログロブリン （β₂MG）

土田透析アクセスクリニック院長 土田健司 つちだ・けんじ

標準値

健常者

● β₂ミクログロブリン　0.8 ～ 1.9mg/L

透析患者

● 透析前β₂ミクログロブリン　30mg/L 未満*

*自尿（残存腎機能）が残っている患者はやや低値となる。

近年β₂ミクログロブリン（β₂-microglobulin：β₂MG）は単に除去すべき尿毒症性物質であるという認識から、透析患者の予後関連因子であるという報告がみられ、透析患者におけるβ₂MGの臨床的意義は予後関連因子に変わってきている側面もある。HEMOスタディーや奥野らの報告でもあるように、最大間隔の透析治療前血清β₂MG濃度が27.5 ～ 34mg/L以下で死亡のリスクが低くなり、積極的なβ₂MG領域の尿毒症性物質除去が予後を改善させる（図、表1）[1]。このことから透析治療では小分子量物質のみならず、このような中分子量物質ないしは大分子量物質など低分子量蛋白質を指標とした除去が欠かせないこととなっており、その透析量や目標濃度が注目されている[2,3]。そこで、日本透析医学会における『維持血液透析ガイドライン：血液透析処方』では、そのターゲットレベルとして「最大間隔の透析治療前血清β₂MG濃度が30mg/L未満」を達成することが提唱された[4]。

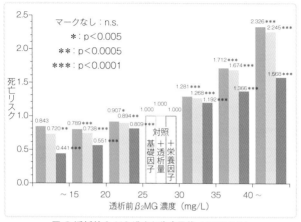

図 ● 透析前 β_2MG 濃度と生命予後 （文献 1 より）

異常値とその原因

　透析領域における β_2MG は、長期透析療法の合併症である透析アミロイドーシス（dialysis-related amyloidosis：DRA）の主要構成蛋白質であり、分子量 11,800 であることから、従来の透析治療では除去が困難であり、体内に蓄積することが高値になるおもな原因であった。したがって、透析療法で積極的に除去すべき尿毒症性物質であるという認識がこれまでの中心であった。診療報酬におけるダイアライザの機能分類でも、2015 年度まではこの β_2MG のクリアランスで規定されており、わが国のダイアライザはまさに β_2MG を除去するためのダイアライザといっても過言ではなかった。一方、慢性炎症でも β_2MG の産生が増加し高値をとることが一般的に知られており、感染症の背景を十分に考慮して評価すべきである。

表1 ● 透析前 β₂MG 濃度と生命予後（文献1より）

透析前 β₂MG 濃度 (mg/L)	基礎的因子のみによる補正		
	死亡リスク	（95%信頼区間）	p 値
< 15	0.843	(0.711 ~ 1.000)	0.0503
15 ≦< 20	0.789	(0.714 ~ 0.872)	< .0001
20 ≦< 25	0.907	(0.853 ~ 0.965)	0.0019
25 ≦< 30	1.000	（対照）	対照
30 ≦< 35	1.281	(1.211 ~ 1.355)	< .0001
35 ≦< 40	1.712	(1.594 ~ 1.839)	< .0001
40 ≦<	2.326	(2.148 ~ 2.519)	< .0001
記載なし	1.409	(1.339 ~ 1.482)	< .0001

透析前 β₂MG 濃度 (mg/L)	基礎的因子＋透析量による補正		
	死亡リスク	（95%信頼区間）	p 値
< 15	0.720	(0.606 ~ 0.854)	0.0002
15 ≦< 20	0.738	(0.668 ~ 0.815)	< .0001
20 ≦< 25	0.894	(0.841 ~ 0.951)	0.0004
25 ≦< 30	1.000	（対照）	対照
30 ≦< 35	1.268	(1.199 ~ 1.341)	< .0001
35 ≦< 40	1.674	(1.558 ~ 1.798)	< .0001
40 ≦<	2.245	(2.073 ~ 2.431)	< .0001
記載なし	1.283	(1.217 ~ 1.352)	< .0001

透析前 β_2MG 濃度 （mg/L）	基礎的因子＋透析量＋栄養関連因子による補正		
	死亡リスク	（95%信頼区間）	p 値
< 15	0.441	(0.371 ～ 0.525)	< .0001
15 ≦ < 20	0.551	(0.498 ～ 0.609)	< .0001
20 ≦ < 25	0.809	(0.761 ～ 0.861)	< .0001
25 ≦ < 30	1.000	（対照）	対照
30 ≦ < 35	1.192	(1.127 ～ 1.261)	< .0001
35 ≦ < 40	1.366	(1.271 ～ 1.467)	< .0001
40 ≦ <	1.568	(1.447 ～ 1.700)	< .0001
記載なし	1.053	(0.996 ～ 1.112)	0.0672

🔖 検査値からわかることと治療方針

　β_2MG の 1 回治療あたりの除去率は血流が 200mL/min 以上、β_2MG のクリアランスが 50mL/min 以上の高性能透析膜を用いると、60%以上の除去率が得られる。その結果、治療前血中 β_2MG 濃度は無尿の場合でも 30mg/L 未満になると考えられ、2010 年末現在、約 70%以上の患者において透析前血清 β_2MG 濃度 30mg/L 未満が達成されており、透析条件設定しだいで十分に達成可能なレベルと考えられる。さらに、血液透析ではないが、近年オンライン血液透析濾過の普及が目覚ましく、治療条件で血流量の増加（250mL/min 以上）や膜面積の増加が推察され、より生命予後のよい 25mg/L 未満が実現可能になってきている。

患者指導のポイント

ここでは、透析条件の設定について述べる。β2MG は分子量 11,800 であり、現在の透析治療においては濾過よりも、拡散による除去が中心となっている。すなわち、血液透析条件では血流量（QB）を増大させることが、もっとも効率よくβ2MG を除去することになるが、透析膜の膜面積を増大させることも濾過を増やすこととなり、除去性能は上がる。また、透析膜の選択においては、β2MG クリアランスが高い透析膜を使用するほうが、β2MG は積極的に除去できることになる。治療時間を増加させることや、β2MG 吸着カラムを利用することも有用な方法となる（表2）。

表2 ● β2MG 除去を高めるためには

透析液清浄化（ultra pure dialysis fluid）を徹底する
透析膜（ダイアライザ）を選択する
膜面積を大きくする
血流量を大きくする
治療時間を長くする
β2MG 吸着カラムを使用する

🔖 引用・参考文献

1) 日本透析医学会統計調査委員会．"透析処方関連指標と生命予後：透析前β2-ミクログロブリン（β2MG）濃度"．図説 わが国の慢性透析療法の現況（2009年12月31日現在）．東京, 日本透析医学会, 2010, 83.

2) Cheung, AK. et al. Serum beta-2 microglobulin levels predict mortality in dialysis patients：results of the HEMO study. J. Am. Soc. Nephrol. 17 (2), 2006, 546-55.

3) Okuno, S. et al. Serum beta2-microglobulin level is a significant predictor of mortality in maintenance haemodialysis patients. Nephrol. Dial. Transplant. 24 (2), 2009, 571-7.

4) Watanabe, Y. et al. Japanese society for dialysis therapy clinical guideline for "Maintenance hemodialysis：hemodialysis prescriptions". Ther. Apher. Dial. 19 (Suppl 1), 2015, 67-92.

29 透析量（Kt/V）

あかね会中島土谷クリニック院長 **森石みさき** もりいし・みさき

✅ 目標値

健常者
- なし

血液透析患者
- 目標値　1.4以上
- 最低確保値　1.2（1回透析あたり）

腹膜透析患者
- 目標値　1.7以上（1週間あたり）

Kt/V は透析による尿素（urea）除去の指標である。血液透析は1回の透析で除去される尿素の除去量を、腹膜透析では週あたりの尿素の除去量を評価している。両者は透析方法が異なり、Kt/V を求める計算式も異なっており、比較できるものではない。

●血液透析の Kt/V

血液透析では1回の透析で除去される尿素の除去量を示している。K は尿素のクリアランス、t は透析時間、V は体液量を表している。Kt/V を求める式は体液を一区画とした single-pool Kt/Vurea（spKt/V）が推奨されており、世界的には Daugirdas の式で求めた spKt/V が用いられている。日本透析医学会統計調査では spKt/V と nPCR が同時に算出される新里らによる式[1]を使っている。両者により求められた spKt/V は

ほぼ一致している。透析患者の生命予後から[2, 3]推測される spKt/V の目標値は 1.4 以上が望ましく、最低確保すべき透析量は 1.2 が推奨されている。

◎ Kt/Vurea（Daugirdas の式）＝ $- \ln$ (Ce/Cs $-$ 0.008t) $+$ (4 $-$ 3.5 Ce/Cs) $\times$ UF/BW

Ce：透析後 BUN（mg/dL）、Cs：透析前 BUN（mg/dL）、t：透析時間（h）、UF：除水量（kg）、BW：透析後体重（kg）

●腹膜透析の Kt/V

腹膜透析では週あたりの尿素の除去量を示し、腹膜透析による除去（PD Kt/V）と残存腎機能による除去（腎 Kt/V）と合わせた量（総 Kt/V）を指標としている。総 Kt/V と生命予後の関連性を調査した ADMEX 研究[4]や香港研究[5]の結果から、確保されるべき総 Kt/V は 1.7 以上を推奨値[6]としている。

◎ PD Kt/V ＝（［排液中の尿素濃度（mg/dL）］/［血液中の尿素濃度（mg/dL）］ $\times$ ［1 日の総排液量（mL）］ $\times$ ［7 日間）/体液量（mL）

◎腎 Kt/V ＝（［尿中の尿素濃度（mg/dL）］/［血液中の尿素濃度（mg/dL）］ $\times$ ［1 日の尿量（mL）］ $\times$ ［7 日間）/体液量（mL）

◎総 Kt/V ＝ PD Kt/V ＋腎 Kt/V

🔖 異常値の原因と治療方針

●血液透析

Kt/Vurea が 1.2 を下回る場合、透析量が不足していると判断される。透析量は Kt/Vurea の 3 つの要素である尿素のクリアランス、透析時間、体液量に依存している。Kt/Vurea の低値は、K（尿素のクリアランス）の低下、すなわちダイアライ

ザの膜面積が小さい、血流量が少ないことが原因として考えられる。ダイアライザの膜面積を大きくし、血流量を多くして対応するが、患者の体格、心機能、バスキュラーアクセスから判断しなければならない。t（透析時間）を延ばすと Kt/Vurea は増加する。V（体液量）が大きい患者は小さい患者に比較して Kt/Vurea は低くなる傾向にある。

●腹膜透析

　総 Kt/V が 1.7 以下になると透析量が不足していると判断される。透析開始時には残存腎機能（腎 Kt/V）があり、総 Kt/V 1.7 を達成させるための腹膜透析液量は少なくてすむが、残存腎機能の低下とともに腹膜透析液量を増加させていく必要がある。残存腎機能が消失時の PD Kt/V は、体重 60kg の患者が 1 日 8L の透析液を使用し、1 日の除水量が 1L であれば、PD Kt/V はおおよそ推奨値の 1.7 は達成されているが、体液量の多い患者、除水量の少ない患者では達成は困難である。また、小分子量物質の透析量を増加させても、生命予後の改善にはつながらず、全身状態とともに総合的に勘案する必要がある。さらに、腹膜透析は中〜大分子量物質の除去能が低いため、残存腎機能が消失時には β_2 ミクログロブリンが高値となるので、中〜大分量物質の除去にも留意しなければならない。透析量不足と判断されれば、血液透析の併用や血液透析への移行は有効な手段となる。

患者指導のポイント

　Kt/V は小分子量物質である尿素の除去量から評価した至適透析量の指標である。至適透析量を達成するために透析膜、透析時間、透析液量を適正化することは重要であるが、同時に、中〜大分子量物質の除去量、体液量、循環動態、心機能、バスキュラーアクセスを総合的に評価し、透析処方を決定することが、もっとも優先される。

📎 引用・参考文献

1) Shinzato, T. et al. Determination of Kt/V and protein catabolic rate using pre- and postdialysis blood urea nitrogen concentrations. Nephron. 67 (3), 1994, 280-90.

2) Owen, WF. Jr. et al. The urea reduction ratio and serum albumin concentration as predictors of mortality in patients undergoing hemodialysis. N. Engl. J. Med. 329 (14), 1993, 1001-6.

3) Held, PJ. et al. The dose of hemodialysis and patient mortality. Kidney Int. 50 (2), 1996, 550-6.

4) Paniagua, R. et al. Effects of increased peritoneal clearances on mortality rates in peritoneal dialysis : ADEMEX, a prospective, randomized, controlled trial. J. Am. Soc. Nephrol. 13 (5), 2002, 1307-20.

5) Lo, WK. et al. Effect of Kt/V on survival and clinical outcome in CAPD patients in a randomized prospective study. Kidney Int. 64 (2), 2003, 649-56.

6) 日本透析医学会学術委員会腹膜透析ガイドライン改訂ワーキンググループ編. "栄養管理：たんぱく質摂取量". 腹膜透析ガイドライン 2019：2019 JSTD "Guidelines for Peritoneal Dialysis". 東京, 医学図書出版, 2019, 35, (日本透析医学会ブックシリーズ, 1).

30 心胸比（CTR）

埼玉医科大学総合医療センター腎・高血圧内科助教 岡田良美 おかだ・よしみ
埼玉医科大学総合医療センター腎・高血圧内科准教授／血液浄化センター長
小川智也 おがわ・ともなり

標準値

> **健常者**
> ● CTR 男性 50％以下
> ● CTR 女性 53％以下
>
> **透析患者**
> ● CTR 男性 50％以下*
> ● CTR 女性 53％以下*

＊ただし、絶対値ではなく経時的に評価することが望ましい。

心胸比（cardiothorac ratio：CTR、心胸郭比）とは、深吸気時に立位で正面から撮影された胸部エックス線写真上で計測し、胸郭横径に対する心横径の比率を百分率で表した指標である。計測方法は図1に示す。一般的に維持透析患者のドライウエイト（dry weight：DW）の指標の一つとして用いられ、透析終了後に撮影される。血液透析患者では月に1回またはDWを評価するために、胸部エックス線写真を撮影する。持続的腹膜透析患者では、排液した状態で撮影することが望ましい。標準値は一般的に50％以下（女性では53％以下）といわれている。しかし、心肥大、弁膜症、心機能低下、心臓横位、シャント血流増加、著明な貧血では、CTRがかならずしも循環血液量を表しているとは限らない[1]。そのため、CTRの評価は絶対値

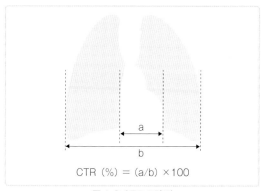

CTR（%）= (a/b) ×100

図1 ● CTR の計測

でみるのではなく、つねに経時的に評価しなければならない。また、透析施設によっては計測方法に多少の違いがあるため、つねに同様の計測方法で行う必要がある。

異常値とその原因

体液貯留以外に CTR が異常値となる原因を表に示す。CTR は吸気時に立位で撮影された胸部エックス線写真で測定する。そのため、十分吸気ができていないときや、立位で撮影されず臥位や坐位での場合、CTR は大きくなる。また、心筋症や弁膜症、心嚢液貯留など心血管の異常のときも CTR は正常に評価できない。そのため DW は CTR だけでなく、浮腫や血圧など、身体所見や超音波での下大静脈径、ヒト心房性ナトリウム利尿ペプチド（human atrial natriuretic peptide：hANP）など、そのほかの指標を総合的に評価すべきである。

表 ● 体液貯留以外に CTR の異常値を示す原因

①撮影条件
　坐位、臥位で撮影、吸気不十分など
②心血管の異常
　心筋症、心肥大、弁膜症、心嚢水貯留など
③胸郭、肺野の異常
　胸郭の変形、横隔膜の挙上（図 2）、肺気腫、無気肺、肺・縦隔の腫瘍など
④貧血
⑤シャント血流増加

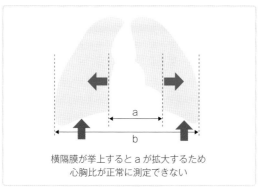

横隔膜が挙上すると a が拡大するため
心胸比が正常に測定できない

図 2 ● CTR の誤りを生じる原因の一つ：横隔膜の挙上

検査値からわかることと治療方針

　透析患者で、先に述べた CTR の異常値を示す原因を除外したうえで、経時的に CTR が増加する場合は、体液量が過剰な状態のことが多い。体液量過剰時は心拡大を認めるためである。そのほかにも浮腫や高血圧、肺うっ血、胸水貯留などある際も体液過剰が考えられる。その場合は DW を減量させる指標の一

つとなる。また、CTRが小さくなっている場合は筋肉量や脂肪などが増え、相対的に体液量が減少していることが多い。血圧低下や下肢つりなどがある際も体液量減少が考えられるため、DWを増加させる指標となる。

このように、DWの評価はCTRが簡便な方法としては用いられるが、CTRだけではなく、血圧や浮腫の程度、頸静脈の怒張などの身体所見も重要である。そのほかにもhANPや超音波での下大静脈径、ブラッドボリュームや生体電気インピーダンス（body impedance analysis：BIA）法などで、体液量を総合的に評価する必要がある [2]。

患者指導のポイント

DWの評価にはCTRの絶対値のみでは判断できず、総合的に評価する必要があることは先に述べたが、実際の臨床現場ではこれら客観的指標のみならず、主観つまり患者側からの訴えも重要となってくる。「少しむくみっぽい」「何となく体が重い」など、ちょっとした変化は医療者側が気づくことは困難であるため、患者からの訴えに耳を傾けることによって、はじめてきちんとした総合的評価につながることになる。

また、患者によってはDWへのこだわりが強く、なかなか医療者側の意見を聞き入れてもらえないこともよく経験する。このような場合にも、まず患者からの訴えを医療者側が理解し、そして各検査結果の意味やDWを調整することの意義を患者に理解してもらう必要がある。よりよい透析を行うためには、客観的指標と患者側の主観とをうまくすり合わせる必要があり、もっとも重要なことは常日頃からのコミュニケーションであると考える。

● 引用・参考文献

1) 日本透析医学会. 維持血液透析ガイドライン：血液透析処方. 日本透析医学
   会雑誌. 46 (7), 2013, 587-632.
2) 日本透析医学会. 血液透析患者における心血管合併症の評価と治療に関する
   ガイドライン. 日本透析医学会雑誌. 44 (5), 2011, 337-425.

30

心
胸
比

豊済会下落合クリニック理事長／院長　菊地勘 きくち・かん

標準値

透析患者

> HCV抗体検査は第2世代または第3世代のアッセイ系が
> 推奨され、標準値はそれぞれのアッセイのカットオフイン
> デックス値未満、すなわち陰性である。

C型肝炎ウイルス（*hepatitis C virus*：HCV）は血液を介し
て感染する。その後、2～14週間の潜伏期間があり、急性肝
炎を経て（多くは急性肝炎症状のない不顕性感染）、60～80％
の症例が慢性肝炎に移行する。慢性肝炎は約20年の経過で30
～40％の患者が肝硬変に進展して、さらに肝硬変の患者から年
率約8％の頻度で肝がんが発症する。

異常値とその原因

HCV関連検査には、感染既往を把握する「HCV抗体」検査
と、感染状態を把握する「HCV RNA リアルタイム PCR」検
査がある。

● HCV抗体陰性

第2世代および第3世代のアッセイ系でHCV抗体陰性であ
れば、基本的にHCV感染なしと診断する。ただし、感染から
約3ヵ月は、感染していることを検査で検出できない期間（ウ
インドウ・ピリオド）が存在する。

● HCV 抗体陽性

HCV 抗体が陽性であれば、「過去に HCV に感染したことがある」ことを意味する。ただし、HCV 抗体陽性であるからといってキャリア（現在も感染状態）というわけではない。透析患者でも、HCV 感染後に 20 ～ 30％の患者は自然治癒し、70 ～ 80％の患者が HCV キャリアに移行する。キャリアかどうかを確認するためには、HCV RNA リアルタイム PCR 検査を施行して、ウイルス血症の有無を確認する必要がある。

また、HCV 抗体は中和抗体ではないため感染防御能力はない。このため、HCV 抗体陽性かつ HCV RNA 陰性の既往感染者は、HCV RNA 陽性者から再感染する可能性があるため、感染対策には注意が必要となる。

● HCV RNA リアルタイム PCR

HCV 抗体陽性患者には、HCV RNA リアルタイム PCR 検査を行い、HCV 血症の有無を確認する。HCV RNA が陽性であれば、現在 HCV に感染していると診断する。HCV RNA 陽性患者は、透析室での感染対策の対象となる。HCV RNA 陽性患者は、肝硬変や肝がん発症のリスクがあり、生命予後が低下する。速やかに肝臓専門医に紹介して、治療を検討する。

検査値からわかることと治療方針

2015（平成 27）年 3 月に『透析施設における標準的な透析操作と感染予防に関するガイドライン（四訂版）』が発行され、このなかで HCV 感染患者に対する感染対策について記載されている。HCV 感染患者はベッド固定、専用の透析（監視）装置や透析関連物品の使用を行うことが推奨されている[1]（図）。この HCV 感染透析患者のベッド固定は HCV RNA 陽性であるキ

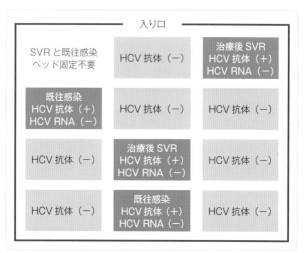

図 ● HCV 感染患者のベッド配置 （文献 1 を参考に作成）

ャリア患者を対象としており、HCV 抗体陽性でも、HCV RNA
陰性の既往感染患者や DAA[*1] 療法後に SVR12[*2] が確認され
た患者では感染対策は不要とされている。つまり、HCV を治療
してすべての患者が HCV RNA 陰性となれば、透析施設での
HCV 感染対策は不要となる。また、HCV 抗体は中和抗体では
ないことから、SVR12 後の患者が再感染する可能があるため、
SVR 確認後はベッド固定解除を行う必要がある。

　2020 （令和 2）年 4 月に『透析施設における標準的な透析操
作と感染予防に関するガイドライン（五訂版）』が発行され、四
訂版の内容に加えて、透析施設での感染対策と HCV 感染患者
の生命予後改善のために、DAA を使用した積極的な抗ウイルス
療法の施行が推奨されている[2]。

＊1　DAA（direct acting antiviral）：現在行われている抗ウイルス療法で、インターフェロンを使用しない、内服薬のみでのC型肝炎の治療。

＊2　SVR12：抗ウイルス療法終了12週後のHCV RNAの陰性化。

患者指導のポイント

　HCV抗体陽性かつHCV RNA陽性患者（現在も感染状態）は、将来的に肝硬変や肝がんとなる可能性があること、HCV感染により生命予後が低下すること、このため治療対象となる可能性があることを教育する。また、患者自身の血液がほかの患者への感染源となる可能性があることを十分に教育する。透析室でのベッド固定の対象となることや、透析室内、透析室外（更衣室や待合室、送迎車など）で出血した場合の止血処置やその対処法について指導する。HCVの治療希望者は速やかに肝臓専門医に紹介して治療を検討する。現在ではインターフェロン（interferon；IFN）を使用しない内服のみで治療可能なDAA療法を8～12週行うことにより、IFN療法のような発熱や倦怠感、血球減少などの副作用がほとんどなく、約99％以上のウイルス消失が得られる。

引用・参考文献

1）厚生労働科学研究費補助金エイズ対策研究事業. "各種感染症患者に対する感染予防：B型肝炎ウイルス（HBV）、C型肝炎ウイルス（HCV）". 透析施設における標準的な透析操作と感染予防に関するガイドライン. 四訂版. 2015, 81-9.

2）日本透析医学会「透析施設における標準的な透析操作と感染予防に関するガイドライン」改訂に向けたワーキンググループ. 透析施設における標準的な透析操作と感染予防に関するガイドライン（五訂版）. 2020,（http://www.touseki-ikai.or.jp/htm/07_manual/doc/20200430_infection%20control_guideline.pdf. 2020年5月閲覧）.

32 プロトロンビン時間（PT）/活性化部分トロンボプラスチン時間（APTT）

敬天会鶴田板橋クリニック理事長／院長 **鶴田悠木** つるた・ゆうき
豊済会下落合クリニック理事長／院長 **菊地勘** きくち・かん

標準値

健常者
- PT　10〜12秒あるいは80〜100%
- APTT　30〜40秒

透析患者
- PT　10〜12秒あるいは80〜100%
- APTT　30〜40秒

保存期CKD患者
- PT　10〜12秒あるいは80〜100%
- APTT　30〜40秒

　血液は血管が何らかの障害を受け破綻した場合、凝固して出血を止める作用をもち、これらの作用はおもに血小板の凝集と、それに伴って起こる凝固系の活性化による。凝固は、細胞障害によって細胞表面蛋白質である組織因子が第Ⅶ因子と結合して開始する外因系と、血液が陰性荷電した異物（石やガラスなど）に触れ、第Ⅻ因子を活性化して開始する内因系がある。

異常値とその原因

　凝固検査は凝固系のはたらきをみるために行われる検査であり、通常は延長している場合に凝固障害の存在を示唆するものである。腎不全や透析患者においても、ほかの要因がない限り

は凝固検査に影響はなく、標準値は健常者と同様である。

● PT、APTT が短縮する場合

短縮については病的意義に乏しく、採血の手順の問題（採血不良により凝固因子が活性化した場合や、検体に組織液が混入した場合、採血管内の抗凝固作用をもつクエン酸ナトリウムの比率が低い＝血液を多く入れた場合など）が疑われる。

● PT、APTT が延長する場合

延長する場合には凝固障害の存在が示唆される。プロトロンビン時間（prothrombin time：PT）は外因系凝固の、活性化部分トロンボプラスチン時間（activated partial thromboplastin time：APTT）は内因系凝固のスクリーニング検査であり、これらの延長はそれぞれの凝固因子の減少が疑われる（図）。

先天的なものとしては血友病 A、B などがあり、たとえば血友病 A は第Ⅷ因子が欠乏し凝固障害を来すものである。第Ⅷ因子は内因系凝固因子であるため、APTT は延長し、PT は正常である。

後天的なものとしては、凝固因子の産生低下となる肝不全やビタミン K 不足、また凝固因子の消費過剰となる播種性血管内凝固症候群（disseminated intravascular coagulation：DIC）などがあげられる。

凝固因子はビタミン K 存在下に肝臓で産生されるため、肝不全やビタミン K 欠乏の状態では凝固因子の欠乏が起こり、PT、APTT は延長する。このため、PT は肝機能評価の一つとして用いられており、ビリルビンやアルブミンなどとともに肝機能障害の評価として用いられる Child-Pugh 分類の 1 項目となっている。一方で、DIC は血管内で血液凝固反応が起こってしまう病態であり、血管内で血液が凝固と線溶をくり返す状態であ

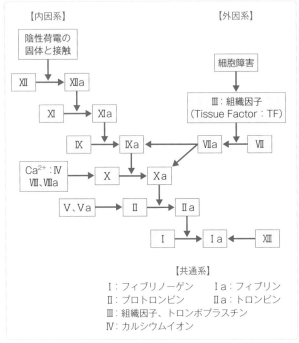

【内因系】

【外因系】

図 ● 血液凝固系

【共通系】

I：フィブリノーゲン　　I a：フィブリン
II：プロトロンビン　　　II a：トロンビン
III：組織因子、トロンボプラスチン
IV：カルシウムイオン

る。その結果、凝固因子が消費され、PT、APTT の延長を認める。

✏️ 検査値からわかることと治療方針

　PT、APTT の延長は凝固因子の阻害がある場合にも認められる。抗凝固薬はこの凝固阻害因子にあたる。透析の体外循環に使用される抗凝固薬であるヘパリンは、アンチトロンビン III の

作用を増強することにより第X因子、トロンビン（第Ⅱa因子）の作用を阻害するため、とくにAPTTを延長させる。ヘパリン投与後の採血など、ヘパリンが作用している場合には影響を考慮するべきである。回路内にもヘパリンが充填されていることがあり、検査の際には混入に注意する必要がある。また、これを利用し、APTTをヘパリンの効果判定に使用することが可能である。透析室ではより簡易にベッドサイドで行える活性化全血凝固時間（activated clotting time：ACT）を利用することも多い。

　ワルファリンカリウム（ワーファリン）は、ビタミンKを阻害することにより抗凝固薬として作用するため、ビタミンK依存性凝固因子（第Ⅶ、Ⅸ、Ⅹ、Ⅱ因子）の活性が低下する。まず半減期の短い第Ⅶ因子活性が低下するため、ワルファリンカリウムの治療効果をみるのにはPTが用いられる。指標としてはプロトロンビン時間 - 国際標準化比（international normalized ratio of prothrombin time：PT-INR）が用いられることが多く、PT-INRは患者PT秒数／正常対照PT秒数の比を表す。正常は1.0であり、数値が大きいほど患者PT秒数が大きい＝凝固が阻害されていることになり、疾患により異なるが、2.0〜3.0を目標としてワルファリンカリウム量を調整することが多い。透析患者では出血などの合併症が多いという報告もあり、これより低い値を目標とすることもある。

患者指導のポイント

　PT、APTT は凝固機能のスクリーニング検査であり、延長している場合には凝固障害を来している可能性がある。出血性病変に注意が必要であるとともに、低栄養によるビタミン K 不足や感染に伴う DIC など、その原因を検討することが重要である。また抜針後の止血困難や皮下出血など、出血傾向がある場合には PT、APTT を検査することが有用である。

　透析の体外循環や弁置換術後、心房細動や下肢静脈血栓症などの血栓性疾患に対して、抗凝固薬が広く使用されており、凝固検査はそれらの薬剤の効果判定にも有用である。効果が不十分である場合には血栓性疾患に、効果が強すぎる場合には出血性病変に注意し、モニタリングを行って投与量を適切にコントロールすることが重要である。

33 腫瘍マーカー

大分大学医学部附属臨床医工学センター診療教授 **友雅司** とも・ただし

標準値

	標準値	透析患者
● AFP	20ng/mL 以下	
● CA15-3	30U/mL 以下	
● CA19-9	37U/mL 以下	76U/mL 以下
● CA125	40U/mL 以下	
● CEA	5.0ng/mL 以下	10.0ng/mL 以下
● PIVKA-II	40mAU/mL 未満	
● PSA	4.0ng/mL 以下	
● SCC	1.5ng/mL 以下	6.5ng/mL 以下
● CYFRA	2.0ng/mL 以下	
● NSE	10ng/mL 以下	

　腫瘍マーカーとは、悪性腫瘍から産生される物質が血液中に増加し、その血液中濃度の変化により腫瘍の存在や進行を推測するうえで役立つものを指す。多くは腫瘍細胞より産生される胎児性蛋白質、がん関連抗原、がん関連の酵素である。

　血液中の濃度を測定するのみであるので、採血による血液検査が一般的である透析患者には比較的簡便な検査と考えられる。

　現在、わが国の維持透析患者は高齢化が著しく、導入年死亡患者の死亡原因では心不全が減少し、感染症が増加して1位と

なるとともに、悪性腫瘍が増加してきている。このため透析患者における悪性腫瘍のスクリーニングはきわめて重要となっている。

　一般的に、透析患者においても悪性腫瘍のスクリーニングに代行しうるものとしては1ヵ月に1回の胸部エックス線写真撮影、1年に1回の腹部コンピュータ断層撮影（computed tomography：CT）などがあげられる。そのほか、上部・下部消化管検査もスクリーニングとして有用であるが、透析患者において定期的なものではない。このため、血液中の腫瘍マーカー測定をスクリーニングに用いる場合は、腎不全に基づく代謝異常、排泄障害、透析治療による血中濃度などの変動に留意して、腫瘍マーカーを使用することが重要である。

異常値とその原因

● AFP（α-fetoprotein）

　分子量 64,000 の糖蛋白質であり、妊娠早期の胎児にみられる蛋白質の一種である。肝細胞がん、卵黄嚢腫瘍で高値となる。肝硬変、肝炎などでも陽性となるが、上昇傾向を示す場合は悪性腫瘍を考慮すべきである。

● CA15-3（carbohydrate antigen 15-3）

　ヒト乳脂肪球膜の糖蛋白質に対するモノクローナル抗体と、乳がん肝転移細胞を抗原として作製されたモノクローナル抗体によって認識される、乳がん関連ムチン抗原である。原発性乳がんのステージ（病期）Ⅰ、Ⅱにおける陽性率は低く、スクリーニングや早期発見のための検査としての意義は低いが、陽性の場合は進行した乳がんが疑われる。再発乳がんの早期発見に有用であり、とくに治療効果判定と臨床経過のモニタリングに

有用とされる。CEA との併用は陽性率を高めるのに有用である。

● CA19-9（carbohydrate antigen 19-9）

CA19-9 は、膵・胆道系線上皮より大量に分泌される糖鎖抗原であり、正常の膵管、胆管、胆嚢、胃、唾液腺、気管支、前立腺、結腸、直腸、子宮内膜などの上皮細胞の細胞表面に微量存在し、これらの部位のがん化に伴い大量に産生され、血中で検出される。CA19-9 は、分泌型として血中に存在するものは、健常人では分子量約 20 万の糖蛋白質上、がん患者では分子量約 500 万の巨大なシアロムチン上に多く、糖鎖抗原とともに存在すると報告されている。膵臓がん、胆管がんにおいて陽性率が高い。慢性腎不全においても陽性例があり、標準値も 2 倍程度とされる。

● CA125（carbohydrate antigen 125）

CA125 は、卵巣漿液性嚢胞腺がん培養細胞株に対するモノクローナル抗体が認識する抗原で、高分子量の糖蛋白質である。卵巣がんで陽性率が80％程度と高い。体腔の中皮細胞にもみられる。長期腹膜透析患者などで腹膜中皮細胞傷害・減少がある場合は減少することがある。

● CEA（carcinoembryonic antigen）

大腸がん組織および大腸組織に存在する抗原として報告された。がんのみならず一部の良性疾患でも血中に増量し、さらに成人正常組織にも存在するが、多くのがんで CEA の産生がみられ、また腫瘍の消長が血中値の変動に反映されることなどから、がんの診断および治療のモニターに広く利用される。分子量約 18 万の糖蛋白質で、加齢により増加することが報告されている。透析患者では CEA は血清濃度が高値を示す。

● PIVKA-II（protein induced by vitamin K absence II）

　ビタミンKの欠乏時や、肝障害、肝細胞がんなどのときに出現するプロトロンビンの前駆体であり、肝細胞がんでは50％以上の陽性率を示す。肝硬変での陽性率は10％以下で、肝がんと肝硬変との鑑別にも有用である。AFPとの関連性がなく、AFPが陰性の肝細胞がんでも陽性を示し、AFPとPIVKA-IIを組み合わせて検査を行うことにより、肝細胞がんの診断がより確実になる。

● PSA（prostate specific antigen）

　分子量34,000の単鎖上糖蛋白質であり、男性のほかの正常細胞あるいはほかの腫瘍細胞に存在せずに前立腺に特異的である。前立腺がん、前立腺肥大症、前立腺炎、そのほかの前立腺疾患において上昇し、それ以外の悪性腫瘍などでは上昇しないとされている。

● SCC（squamous cell carcinoma antigen）

　子宮頸部扁平上皮がんの転移巣より分離、精製された腫瘍関連抗原で、分子量45,000の蛋白質である。SCC抗原は子宮頸部、肺、食道、頭頸部、尿路・性器、皮膚などの各扁平上皮がん患者の血中に高頻度に検出されることが報告されている。透析患者では血中濃度が上昇する。

● CYFRA（cytokeratin 19 fragment）

　通称「シフラ」といい、上皮細胞の中間径フィラメントの構成蛋白質であるサイトケラチン分子種の一つ、サイトケラチン19の可溶性フラグメントである。サイトケラチン19は広く上皮性細胞に分布し、肺の非小細胞がん、とりわけ扁平上皮がんや腺がんで多量に産生される。がん患者においては、細胞内プロテアーゼの作用に基づくサイトケラチンの分解亢進により可

溶性フラグメント（シフラ）が増加すると考えられる。非小細胞肺がんの血清診断に有用である。また、各種婦人科がんでも高値を示すことが報告されている。組織ポリペプチド抗原（tissue polypeptide antigen：TPA）もまたサイトケラチン関連物質であることが明らかとなり、その測定系に用いられる抗体がサイトケラチン19と交差反応性を示すことが報告されている。シフラとTPAの同時測定は意義が乏しく、避けるべきである。肺がん、とりわけ扁平上皮がんではシフラのほうが一般的になりつつある。

● NSE（neuron-specific enolase）

NSE（神経特異エノラーゼ）は神経細胞に特異性が高く、各臓器に分布する神経細胞末端に存在する。神経内分泌細胞でも産生される。神経内分泌細胞由来の腫瘍で大量に産生され、神経内分泌腫瘍的な性格を示す小細胞肺がんの診断や治療経過のモニタリングに利用される。

患者指導のポイント

透析患者のがんスクリーニングには、エックス線検査、CT検査、内視鏡検査が第一であり、腫瘍マーカーをスクリーニングに用いることは避けるべきである。治療効果、再発の早期発見に用いる場合でも、腎不全に基づく代謝異常、排泄障害、透析治療による血中濃度などの変動に留意して、腫瘍マーカーを使用すべきである。

引用・参考文献
1) 友雅司. 透析患者における腫瘍マーカー：その診断的意義と課題. 臨牀透析. 21（4）, 2005, 419-24.
2) Holley, JL. Screening, diagnosis, and treatment of cancer in long-term dialysis patients. Clin. J. Am. Soc. Nephrol. 2（3）, 2007, 604-10.

東邦大学医療センター大橋病院腎臓内科教授 **常喜信彦** じょうき・のぶひこ
東邦大学医療センター大橋病院腎臓内科 **宇田川翔平** うだがわ・しょうへい

標準値

> **健常者**
>
> 診察室血圧で収縮期血圧 140mmHg 未満、かつ / または
> 拡張期血圧 90mmHg 未満（表）[1]。
>
> **透析患者**
>
> 明確な基準は示されていない。

　血圧とは、心臓から駆出され全身に送り出された血液が血管
の壁を押すときの圧力を数値で表したものである。血圧は心拍
出量と末梢血管抵抗の積で規定されている。したがって、血圧
が上下する原因は、心拍出量の増減と末梢血管抵抗の増減のか
かわりによって決定されている。心拍出量と末梢血管抵抗はそ
れぞれ多くの因子により調節を受けており、今目の前の血圧異
常が、どちらの原因で起こっているのかを考えて対処する必要
がある。たとえば、動脈硬化は高血圧の主原因として捉えられ
ている。動脈は"弾性血管"と"抵抗血管"に分けることがで
きる。細動脈は抵抗血管と表現され、この血管が硬くなれば抵
抗が増し、血圧が高くなることは想像しやすい。逆に細動脈を
拡張する血管拡張薬を投与することで、血圧管理をすることは
理にかなっている。

表 ● 成人における血圧値の分類（文献1より）

分類	診察室血圧（mmHg）		家庭血圧（mmHg）	
	収縮期	拡張期	収縮期	拡張期
正常血圧	< 120　かつ	< 80	< 115　かつ	< 75
正常高値血圧	120〜129　かつ	< 80	115〜124　かつ	< 75
高値血圧	130〜139　かつ／または	80〜89	125〜134　かつ／または	75〜84
Ⅰ度高血圧	140〜159　かつ／または	90〜99	135〜144　かつ／または	85〜89
Ⅱ度高血圧	160〜179　かつ／または	100〜109	145〜159　かつ／または	90〜99
Ⅲ度高血圧	≧ 180　かつ／または	≧ 110	≧ 160　かつ／または	≧ 100
（孤立性）収縮期高血圧	≧ 140　かつ	< 90	≧ 135　かつ	< 85

透析患者と血圧

　末期腎臓病患者の8〜9割に高血圧を認める。この原因は、先述した血圧を規定する因子である心拍出量と末梢血管抵抗を増加させる多くの要因があるからである。たとえば、自尿が確保できない透析患者では、塩分や水分の蓄積が起こり、細胞外液量が増加する。細胞外液量、すなわち血液量の増加は心拍出量の増加につながり、血圧上昇が起こりやすい素地が形成される。体液過剰依存性の高血圧と呼ばれ、血液透析患者の中2日明けにとくに顕著に観察される。一方、腎機能が低下するに従い、血管石灰化を含む動脈硬化が促進的に進行することが報告

されている。細動脈硬化が進行した状況で透析導入に至ることを意味している。末梢血管抵抗が高くなり高血圧を来しやすくなる。心拍出量増加に加えて、末梢血管抵抗が高くなる背景も来すことで、高血圧合併率が高くなる。一方で、血液透析患者では、短時間に適正体重に向けた除水を行う。すなわち細胞外液量を急激に減少させる処置となり、当然のごとく心拍出量低下から血圧低下につながるリスクが高くなる。

🔵 高血圧の分類

『高血圧治療ガイドライン 2019』[1] では、診察室血圧では、収縮期血圧 140mmHg 以上、かつ / または拡張期血圧 90mmHg 以上で、高血圧との診断になる。この場合、単回測定ではなく日をあらためた数回の測定をもとに判断する。また、家庭血圧での判断基準も明記されている。5 〜 7 日の平均で、収縮期血圧、拡張期血圧どちらか一方でも 135/85mmHg 以上である場合も高血圧と判断される。気をつけなければいけないのは、どちらも坐位で測定した血圧が採用されており、血液透析患者の多くが透析中に臥位で計測していることと異なる点である。多くの過去の報告から、これ以上高くなればなるほど、脳卒中や心筋梗塞といった、血管イベントの発症リスクが高くなることを示唆している（表）[1]。

🔵 血液透析患者における血圧と予後の関連

血液透析患者の報告をみていると、日本高血圧学会のガイドライン[1] をそのままあてはめることに疑問をもちたくなる。

●透析前血圧と予後

Hannedouche[2] は、フランスの血液透析患者 9,333 名を対

象に前向き観察研究を行い、透析前収縮期血圧と総死亡、心血管合併症との関連性を検討した。総死亡のリスクはL字型であり、もっともリスクの低い収縮期血圧値は 165mmHg であった。また、心・血管合併症による死亡リスクは収縮期血圧では 157mmHg でもっとも低かった（図）[2]。すなわち、血液透析直前の血圧は、先述した『高血圧治療ガイドライン 2019』[1] のII度高血圧に該当するときに、死亡リスクとの関連がもっとも低くなることを示しており、解釈に乖離が生じている。逆にそれより低くなるほどリスクは上がり、高い値でもリスクが高くなることを意味している。

●透析中の血圧と予後

　約11万人の血液透析患者を対象とした観察研究では、透析中の最低収縮期血圧が 90mmHg 未満を示す患者では 110 〜 120mmHg を示す患者に比し、約 1.6 倍死亡リスクが高いことが報告[3] されている。また、収縮期血圧の透析中の変化を透析後マイナス透析前で計算したとき、－31mmHg 以上示す患者、0mmHg 以上を示す患者、すなわち透析中に血圧が上昇する患者では、血圧が低下するが 30mmHg 以下の患者に比し、予後が悪いことが報告されている[4]。このことは、透析中は血圧が低下することは生理的であり、下がりすぎること、下がらないこと、両者に対して注意を払う必要があることを意味している。

🔵 血液透析患者の目標値

　『血液透析患者における心血管合併症の評価と治療に関するガイドライン』[5] では、心機能低下がない、安定した慢性維持透析患者における降圧目標値は、週はじめの透析前血圧で 140/90mmHg 未満とすると記されているが、あくまでもオピ

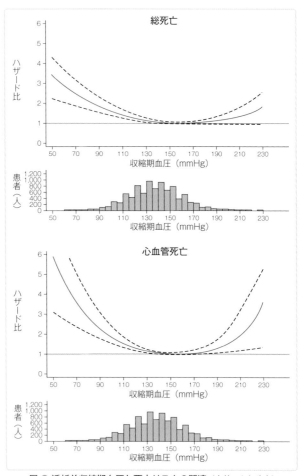

図 ● 透析前収縮期血圧と死亡リスクの関連（文献 2 より改変）

どちらも収縮期血圧 150 ~ 160mmHg を最低リスクとして、それより高くても低くてもリスクが上昇することを示している。

ニオンにとどまっている。血圧を評価するうえでもっとも大事なことは、適切な体重設定と透析間体重増加の是正である。

患者指導のポイント

　いつ計測した血圧が、その血液透析患者の正しい血圧を反映しているか明確な答えは出ていない。すなわち、健常人のように、血圧値が高いほど、将来の予後や心血管イベントを予見することができるのは、いつ計測した血圧なのであろうか。血液透析前の体液量が増えた状態では血圧は高くなる。逆に除水がすすめば、血圧は下がってくる。先述のとおり、その血圧値の示す意味は健常人とは大きく異なっている。週2回目の翌日非透析日の朝に計測した血圧が、血液透析患者の1週間の平均血圧を反映しするという報告[6]があり、予後と密接に関連するとされている。透析日よりも、非透析日に測定した血圧値を参考に目標設定する、治療介入することも念頭におく必要がある。

引用・参考文献

1) 日本高血圧学会高血圧治療ガイドライン作成委員会. "血圧測定と臨床評価". 高血圧治療ガイドライン2019. 東京, 日本高血圧学会, 2019, 18.
2) Hannedouche, T. et al. Multiphasic effects of blood pressure on survival in hemodialysis patients. Kidney international. 90 (3), 2016, 674-84.
3) Chou, JA. ea al. Intradialytic hypotension, blood pressure changes and mortality risk in incident hemodialysis patients. Nephrol. Dial. Transplant. 33 (1), 2018, 149-59.
4) Park, J. et al. A comparative effectiveness research study of the change in blood pressure during hemodialysis treatment and survival. Kidney international. 84 (4), 2013, 795-802.
5) 日本透析医学会. 血液透析患者における心血管合併症の評価と治療に関するガイドライン. 44 (5), 2011, 337-425.
6) Moriya, H. et al. Weekly averaged blood pressure is more important than a single-point blood pressure measurement in the risk stratification of dialysis patients. Clin. J. Am. Soc. Nephrol. 3 (2), 2008, 416-22.

編著者紹介

友 雅司（とも・ただし）
大分大学医学部附属臨床医工学センター診療教授

略歴
1987 年　3 月　大分医科大学医学部卒業
1987 年　6 月　大分医科大学医学部第二内科研修医
1988 年　6 月　大分県立病院第 3 内科研修医
　　　　 12 月　大分医科大学医学部附属病院（第二内科）研修医
1989 年　6 月　健康保険南海病院医員
1992 年　6 月　大分医科大学附属病院（第二内科）医員
2002 年 10 月　大分医科大学医学部感染病態制御講座助手
2005 年　4 月　大分大学医学部附属病院腎臓内科講師
2008 年　4 月　大分大学医学部附属病院腎臓内科診療准教授
2013 年　4 月　大分大学医学部附属病院血液浄化センター診療准教授
2016 年　4 月　大分大学医学部附属臨床医工学センター診療准教授
2018 年　4 月　大分大学医学部附属臨床医工学センター診療教授，現在に至る

所属学会・役職など
日本内科学会会員、日本透析医学会理事、日本腎臓学会会員、日本人工臓器学会理事、日本腹膜透析医学会理事、日本 HDF 医学会理事、日本次世代人工腎臓研究会幹事、日本アクセス医学会評議員、日本高齢者腎不全研究会世話人、ハイパフォーマンス・メンブレン研究会理事、国際腹膜透析学会会員、国際血液浄化学会会員、欧州腎臓・透析移植学会会員、アメリカ腎臓学会会員

賞
2006 年　日本透析医学会奨励賞
2012 年　日本人工臓器学会代謝系優秀論文賞

改訂2版
透析患者の検査値ポケットブック
－患者指導にすぐ使える

2016年7月1日発行　第1版第1刷
2020年7月1日発行　第2版第1刷

編　著　友　雅司

発行者　長谷川　素美

発行所　株式会社メディカ出版
　　　　〒532-8588
　　　　大阪市淀川区宮原3－4－30
　　　　ニッセイ新大阪ビル16F
　　　　https://www.medica.co.jp/

編集担当　西川雅子
編集協力　白石あゆみ
装　　幀　藤田修三
組　　版　稲田みゆき
印刷・製本　株式会社廣済堂

ISBN978-4-8404-7244-9　　Printed and bound in Japan

当社出版物に関する各種お問い合わせ先（受付時間：平日9：00～17：00）
●編集内容については、編集局　06-6398-5048
●ご注文・不良品（乱丁・落丁）については、お客様センター　0120-276-591
●付属のCD-ROM、DVD、ダウンロードの動作不具合などについては、
　　　　　　　　　　　　　　　　　　　　デジタル助っ人サービス　0120-276-592